足の“付け根の激痛”“しびれ”がスーッと解消

変形性
股関節症《こかんせつしょう》は
自分で治せる!

銀座プラス代表
佐藤正裕

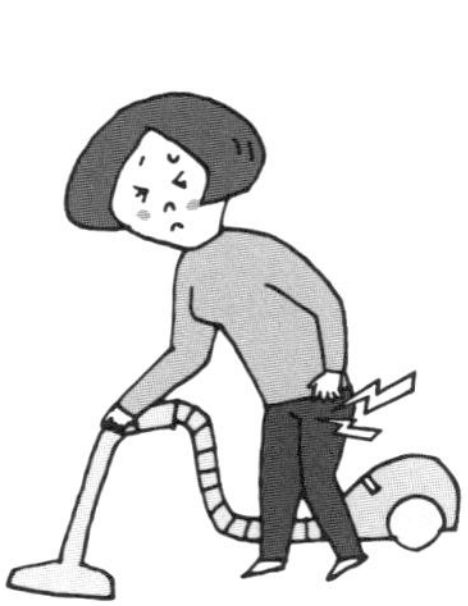

Gakken

はじめに

本書は、「つらい股関節痛を終わらせる方法」を書いた本です。しかも、**皆さん自身の力で、痛みを解消・改善に導く方法をご紹介しています。**

そんなことが可能なのか？

そう思うかたが多いでしょう。なぜなら、股関節痛を抱えている人のほとんどは、これまでにいくつもの病院で検査を繰り返したり、医師から「安静にして様子をみましょう」などと言われたりして、肩を落としているケースが非常に多いからです。

また、**「手術しか治す方法はありません」**と宣告され、踏ん切りがつかずに戸惑っている場合や、実際に手術を受けても痛みが取れずに悩んでいるという場合も、枚挙にいとまがありません。

しかし、**股関節の痛みは完治させられます。**しかもその方法は、意外にも難しいことではないのです。

申し遅れましたが、私は東京・中央区で、股関節痛の患者さんを専門的に施術する「銀座プラス（ginzaplus）」を開業しています。大学病院や股関節専門施術院での臨床経験を経た末、現在行っている独自の股関節ケア法により、僭越ながら**「股関節痛のスペシャリスト」**と呼んでいただけることも増えてきました。

今回は、私が普段行っている股関節痛対策のメソッドを、誰でも自宅で簡単に行えるようにアレンジしました。それこそが、「自分自身で股関節痛を解消・改善する方法」の核心です。詳しい内容は以降でお伝えしますが、**安易に手術に頼らない改善法＝保存療法である「ストレッチ」「体操」**などが、具体的な方法になります。

私は手術を否定しているわけではありません。どうしても手術が必要な変形性股関節症のかたがいるのは事実です。

ただし、その段階に至っているのは**全体の約1割**とされていて、ほとんどの股関節痛は簡単なストレッチや体操などを続けることで解消・改善できます。

事実、世界の関節治療をリードする**OARSI（変形性関節症国際学会）でも、このような保存療法・運動療法（保存療法の中の一種）が「第一に行う治療法」として推奨されています。**同じく、NICE（英国立臨床評価研究所）やAAOS（米国整形外科学会）などでも最も推奨され、その効果を立証するデータが続々と発表されているぐらいなのです。

なお、股関節痛ときっちり決別するためには、普段の歩きかたや姿勢などを改めることも非常に有効であるため、それらの点についても順にご説明していきます。

本書を存分に活用し、股関節トラブルをぜひ解決していただきたいと思います。

2018年2月

銀座プラス代表　佐藤正裕

もくじ

第2章 股関節の痛みは自分で治せる！

第3章 なぜ、簡単ストレッチ&体操で痛みが消えるのか

第4章 変形性股関節症を見事克服した症例集

第5章

股関節の痛みを克服するための日常生活の知恵

第6章

変形性股関節症を治すと全身が健康になる！

第7章

セルフケアの疑問をすべて解消！股関節痛対策Q＆A

第1章

痛みのタイプと最善策がすぐわかるセルフチェック&簡単ケア

股関節痛の正体を知ることが自分で治すための第一歩

ひとくくりに「股関節痛」と言っても、その症状は人によってさまざまです。

股関節の前側（おなか側）に痛みがあるのか、後ろ側（おしり側）が痛むのか、それとも横側（側面）がつらいのか。また、主に体を動かしたときに痛いのか、じっとしていても痛いのか、どちらの場合でも痛いのか。さらに、そうした痛みの原因が潜んでいるのは、関節の「中」なのか、「外」なのか、はたまた「中と外の両方」なのか――。

つらい痛みを自分で解消するには、あなたが抱えている股関節痛の「現在の正体」を知っておくことが不可欠です。それができてこそ、最適なセルフケア法を選ぶことができ、不調を撃退できるということです。

すでに整形外科などに通っているかたの中には、変形性股関節症にいくつかの進行ステージ（病期）があることはご存じかもしれません。ただ、**痛みの強弱や現れかたは、「必ずしも進行ステージとは一致しない」**という場合がほとんどです。

ですからやはり、問題を解決するためには、実際に今感じている不調を確認する必要があります。そのためにまず、誰でも簡単に行えるチェックテストをご用意しました。次のページにある各項目の中で、ご自分に当てはまるものにチェックを入れていきましょう。

実は、セルフチェックテストを行うと、皆さんそれぞれの「股関節痛のタイプ」がわかります。こうして判明した独自のタイプこそが、**今ある痛みを消すための〝羅針盤〟になるのです。**

股関節痛セルフチェック

変形性股関節症／初期

- □ 以前よりも両脚が外へ広がらなくなり、股関節が詰まる感じがする
- □ 股関節を動かすと、ポキポキと音がするようになった
- □ 歩行中、急に股関節がカクッと外れるような感覚がある
- □ ひざを胸に近づけるなど、股関節を深く曲げた際に引っかかる感じがする
- □ イスにじっと座っているだけでつらく、股関節に違和感がある
- □ 動いているとき、股関節の骨が抜けて力が入らないようなときがある
- □ 長時間歩いた後、股関節が重だるくなったり、痛みが出たりする

☑ ＿＿＿個

自分で治すための

変形性股関節症／中期

- □ 足の爪切りがやりにくくなった
- □ 靴下を履いたり脱いだりすることが難しくなった
- □ 和式トイレで用を足すのがつらくなってきた
- □ 車の乗り降りで脚を動かすとき、苦痛を感じるようになった
- □ しゃがんだ後、自力で立ち上がれなくなった

☑ ＿＿＿個

変形性股関節症／後期

- □ 脚を外側にまったく広げられなくなった
- □ 明らかに左右の脚の長さに差がある
- □ 太ももの太さが、左右の脚で異なっている
- □ 出かけるときは、杖がないと怖くて外に出られない
- □ 明らかに歩きの乱れ（跛行）が存在する

☑ ＿＿＿個

& タイプ別の最適ケア

前ページの「**初期**」「**中期**」「**後期**」のうち、当てはまる項目が**2つ以上**あるところを確認しましょう。そこが、あなたの股関節痛が進行しているステージの目安になります。例えば、初期のチェック項目で4個当てはまり、中期のチェック項目で2個該当するものがあれば、中期の段階の変形性股関節症ということになります。

ただし、ここからよりいっそう重要なことをお話しします。

初期のかたは、ご自分の股関節に起こっている痛みや違和感が、**Aタイプ**のトラブルであると念頭に置いてください。整形外科などで「**臼蓋《きゅうがい》形成不全**」（59ページ参照）や「**股関節唇《しん》損傷**」（60ページ参照）、または「**前《ぜん》股関節症**」の診断を受けているかたも、**Aタイプ**に属していると考えてください。

一方、チェックテストで**中期**や**後期**に当てはまったかたは、**Bタイプ**の股関節トラブルを抱えていると認識していただきたいのです。

Aタイプの人は、日常動作の不具合はまだそれほど生じていないものの、感

セルフチェックの診断結果

覚的な不調は確かに実感しています。Bタイプの人は、不快な感覚だけでなく、動作にも支障をきたすようになっているのが特徴です。

いずれにしても、こうしたタイプ別のアプローチは、私がさまざまな股関節トラブルと接してきた**経験・実績から編み出したもの**です。そして、これこそが17ページでお話しした「今ある痛みや違和感」の根源に触れることになり、まさに股関節トラブルを自分で治すためには最もたいせつなポイントになるのです。

このように適切な判断をもとにセルフケアを行えば、Aタイプのかたは股関節痛をすっきり解消させることができます。Aタイプよりも状態が悪くなってしまったBタイプのかたも、さらなる悪化を安全かつ効率的に防ぐことができます。Aタイプへ状態を戻すこともじゅうぶんに可能ですし、痛みを大幅に軽減することも夢ではありません。

24ページからご紹介していく**タイプ別セルフケア法**を、痛みや違和感の**解消・改善・再発予防**に役立ててください。

股関節痛の原因と症状

股関節の構造

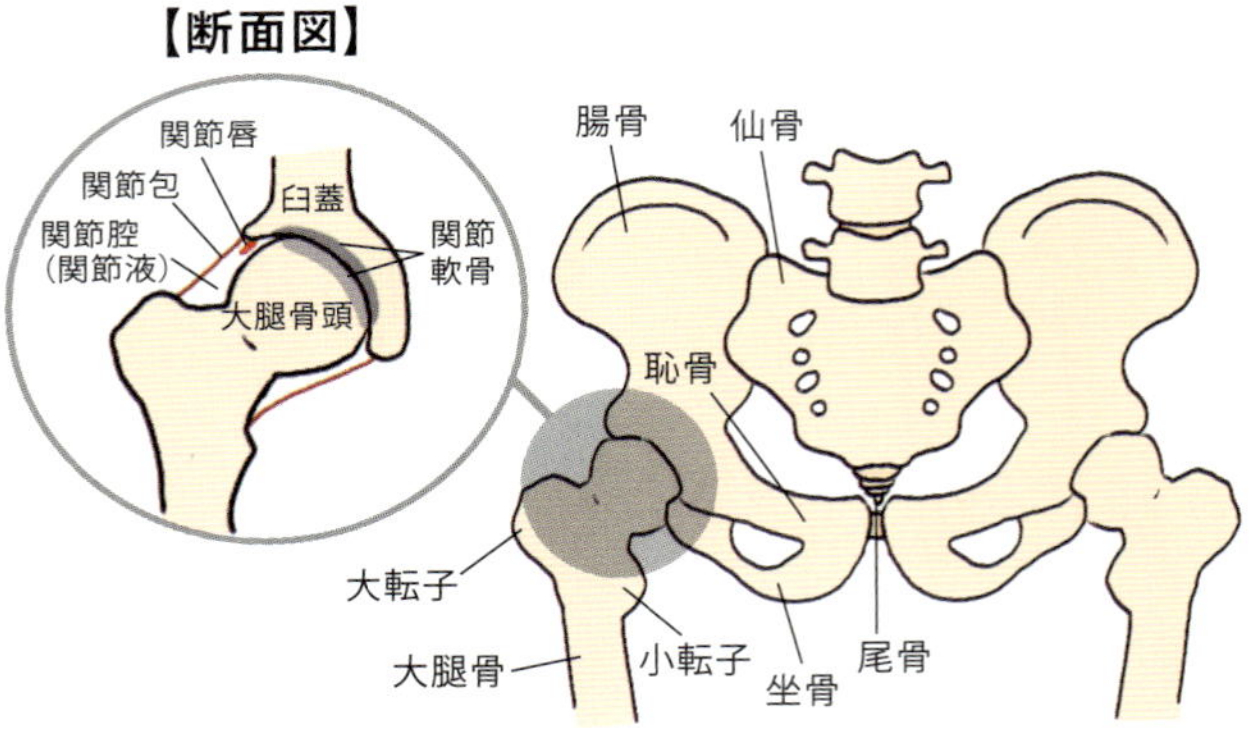

痛み・違和感が現れる主な部位

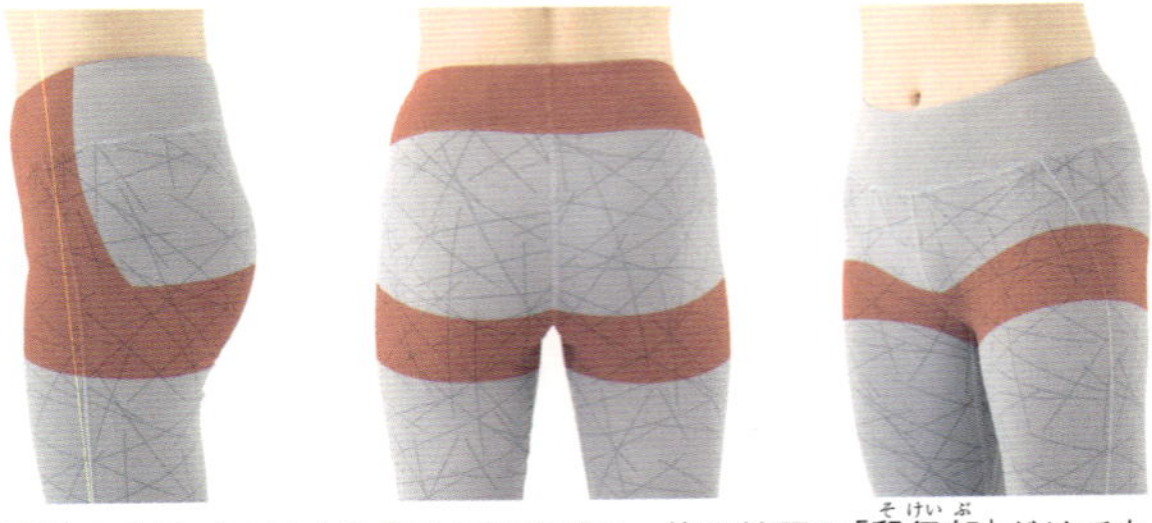

股関節のトラブルによる痛みや違和感は、体の前面の「鼠径部《そけいぶ》」だけでなく、背面の「おしりの上と下」、側面の「おしりの横」などにも現れる。
また、１つの部位だけが痛む人もいれば、複数の部位が痛む人もいる。

ひと目でわかる！ 主な

変形性股関節症タイプ・初期～後期

変形性股関節症は、一般的には右にあるイラストのように、「前股関節症」➡「変形性股関節症／初期」➡「変形性股関節症／中期」➡「変形性股関節症／後期」という４つのステージを経て進行します。これら４つのステージのうち、整形外科などで「変形性股関節症の進行期」と言われたかたの関節の状態や症状はほぼ「変形性股関節症／中期」に相当し、「変形性股関節症の末期」と言われた人の関節状態・症状はおおよそ「変形性股関節症／後期」に当てはまると考えてください。また、20～21ページでもご説明しましたが、変形性股関節症の初期は**「股関節痛Ａタイプ」**に分類されます。その前段階の前股関節症も、同じく股関節痛Ａタイプです。そして、ほんとうの意味での変形性股関節症である中期（進行期）と後期（末期）は、**「股関節痛Ｂタイプ」**に分類されるということなのです。

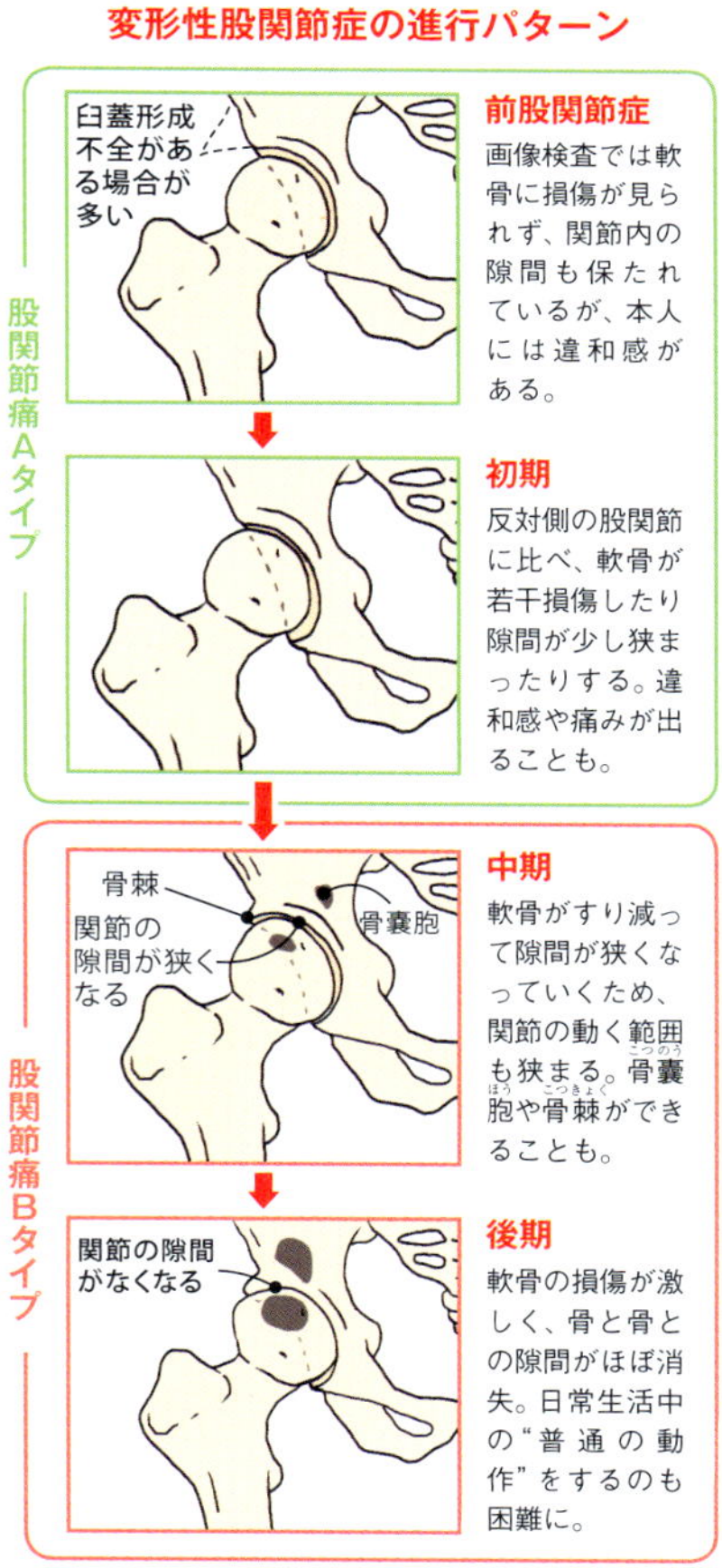
変形性股関節症の進行パターン
股関節痛Ａタイプ
臼蓋形成不全がある場合が多い
前股関節症
画像検査では軟骨に損傷が見られず、関節内の隙間も保たれているが、本人には違和感がある。
初期
反対側の股関節に比べ、軟骨が若干損傷したり隙間が少し狭まったりする。違和感や痛みが出ることも。
股関節痛Ｂタイプ
骨棘
関節の隙間が狭くなる
骨嚢胞
中期
軟骨がすり減って隙間が狭くなっていくため、関節の動く範囲も狭まる。骨嚢《こつのう》胞《ほう》や骨棘《こつきょく》ができることも。
関節の隙間がなくなる
後期
軟骨の損傷が激しく、骨と骨との隙間がほぼ消失。日常生活中の"普通の動作"をするのも困難に。

セルフケアを行うときのポイント

それでは、股関節痛解消にすぐれた効果があるセルフケア法を順にご紹介していきます。

「筋肉ほぐし」は、股関節痛があるすべての人にとって、基本中の基本となるセルフケア。「とにかく今痛い」と感じるときや、各タイプ向けのストレッチ&体操を行う前にすると効果的です。

「各タイプ向けのストレッチ&体操」は、股関節周辺の骨や筋肉を〝本来あるべき状態〟に近づける作用があるので、痛みの解消・予防・再発防止のすべてに有効です。

「フラミンゴ歩行法」は、股関節痛を抱えた人にとっての理想的な歩きかた。体を動かすときにこの歩きかたを心がければ、「股関節痛のない毎日」を長く送ることができます。

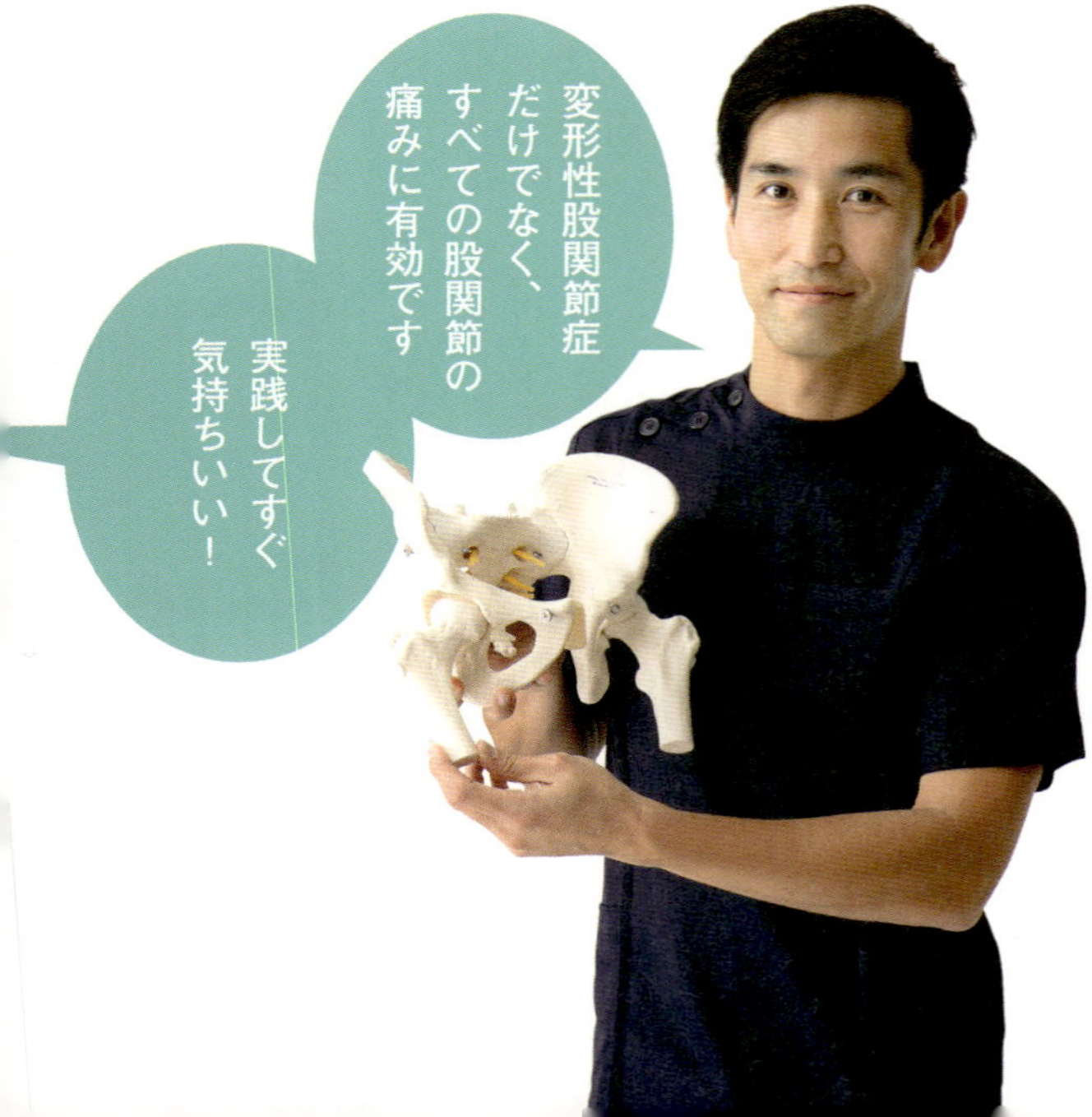
変形性股関節症だけでなく、すべての股関節の痛みに有効です
実践してすぐ気持ちいい！

どれも簡単で効果の高いストレッチ＆体操なので、１日１回、毎日続けてください。通院している、手術を受けたばかりであるなど、実践するにあたり不安があるというかたは、主治医の先生に相談したうえで、お試しください。

ポイント 1

セルフチェックでわかった股関節痛タイプに合わせて実践する

ポイント 2

各タイプ向けのセルフケアをすべてを行うのが難しければ、「できるもの」から始めてみる

ポイント 3

「イタ気持ちいい」と感じるくらいの加減で実践し、「痛すぎる」までは行わない

ポイント 4

できるだけ毎日実践し、まずは２～３週間を目安に継続する

ポイント 5

痛みがあるときも基本的に行い、つらいときは痛むところを指で軽く押しながら行う

すぐに痛みを取りたいときのセルフケア

「筋肉ほぐし」(26～29ページ)

Ⓐタイプの股関節痛に適したセルフケア

「Aタイプ向けのストレッチ＆**おしりエクボ体操**」(30～37ページ)

「フラミンゴ歩行法」(46～48ページ)

Ⓑタイプの股関節痛に適したセルフケア

「Bタイプ向けのストレッチ＆**おしりエクボ体操**」(38～45ページ)

「フラミンゴ歩行法」(46～48ページ)

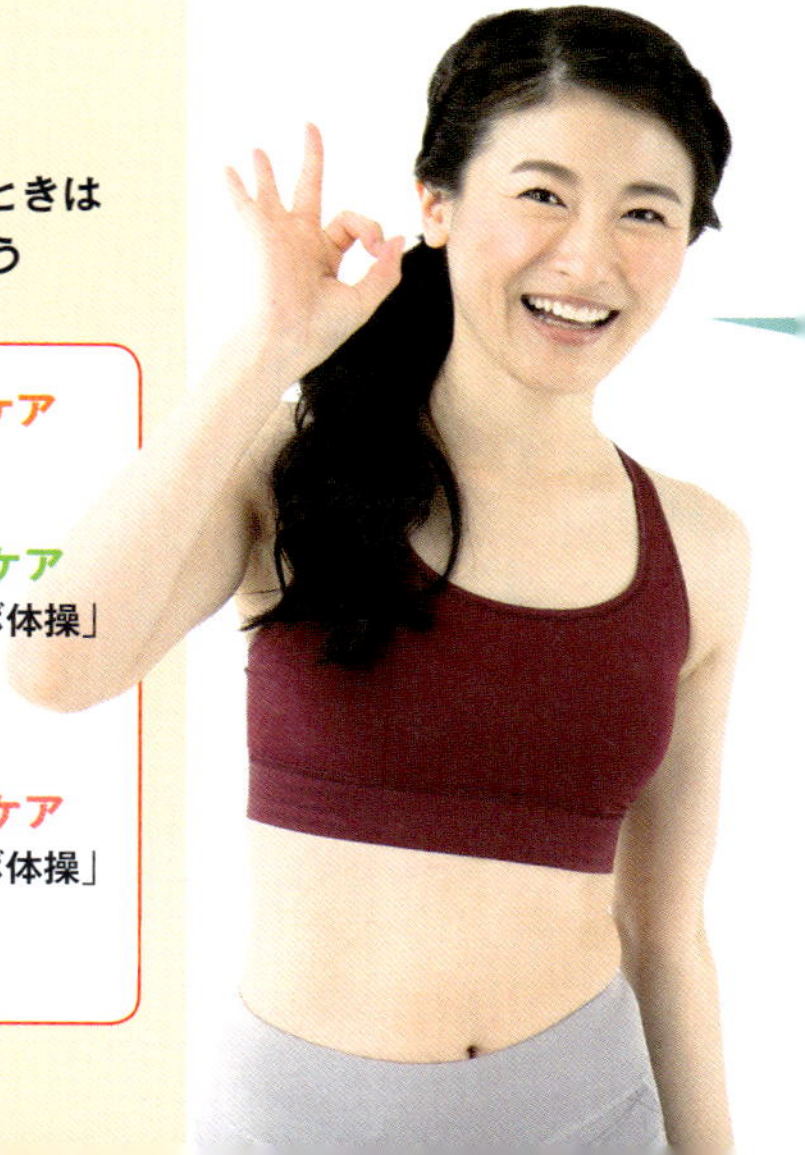

すべての股関節痛におすすめ

基本中の基本になる痛みケア

筋肉ほぐし

股関節の周囲でコリ固まった「3つの筋肉」をしっかり適切にほぐします。筋肉が柔軟になることで股関節の動きがスムーズになり、これだけで痛みが消えることもある特効ケアです。

用意するもの

（以下のいずれか1つの筋肉ほぐしグッズを使います）

マッサージ道具

高さ5㎝程度で、スーパーボールのような硬さと弾力があり、位置がズレにくいよう球状ではないものがベスト。写真は著者が開発した「トライポッド」。

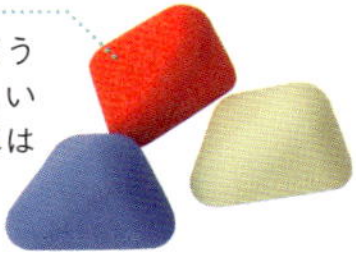

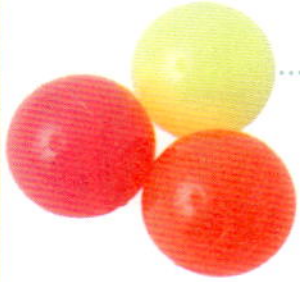

スーパーボール

直径5㎝程度のもの。使用中に位置がズレないように注意して。

結んだ手ぬぐい

手ぬぐいを2回かた結びしたもの。作りかたは下を参照。

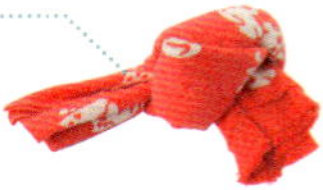

コリ固まった筋肉をうまくほぐすには、このような道具を使うのがおすすめです。いずれも、適度な硬さ・弾力・大きさがあるため、自分の手ではほぐせない部位の筋肉、深部の筋肉も、簡単にほぐせます。

筋肉ほぐし手ぬぐいの作りかた

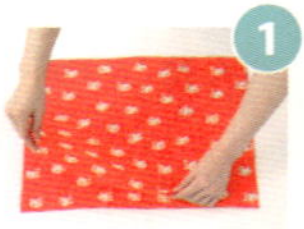

1 長方形の手ぬぐいを縦に半分に折る。

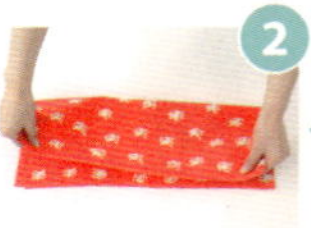

2 ❶の手ぬぐいを、横に半分に折り畳む。

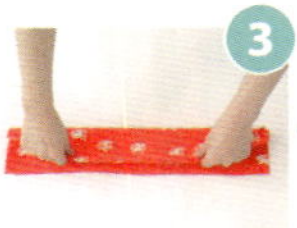

3 もう一度、横に半分に折る。

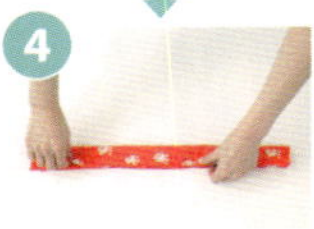

4 さらに横に半分に折り、手ぬぐいをひも状にする。

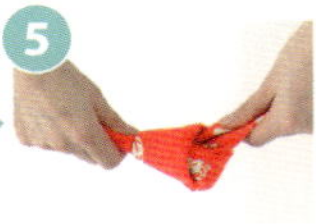

5 ❹の手ぬぐいを、かた結びする。

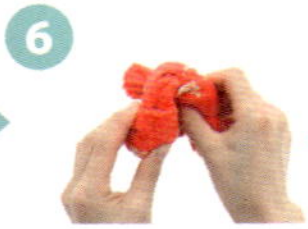

6 結び目が重なるように再度かた結びをすれば“筋肉ほぐし手ぬぐい”の出来上がり。

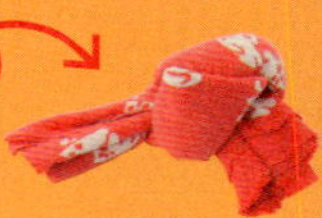

「中殿筋《ちゅうでんきん》」をほぐす

1

中殿筋の位置に筋肉ほぐしグッズを当てる

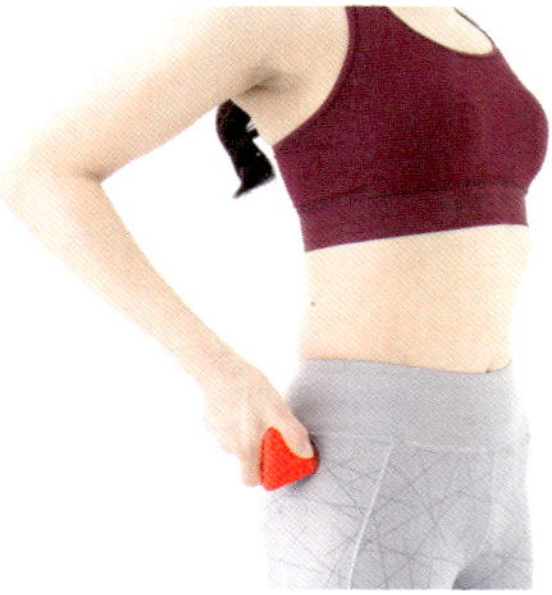

股関節に違和感や痛みがあるほうの中殿筋の位置に、筋肉ほぐしグッズを押し当てる。

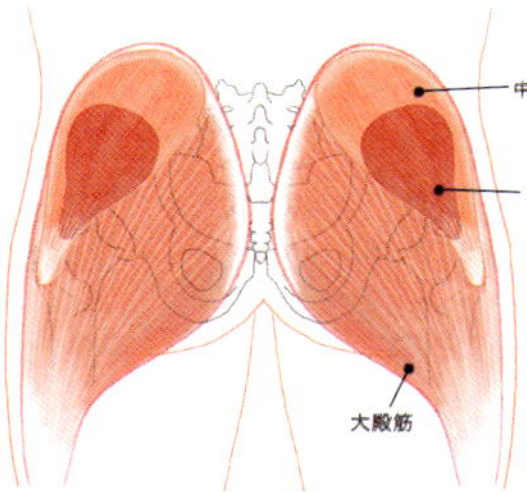

中殿筋は、おしりの上部・左右斜め後方の位置にある。また、おしりのいちばん外側の大きな筋肉（大殿筋《だいでんきん》）の奥にある。さらに中殿筋の奥には、小殿筋《しょうでんきん》という筋肉もある。

2

そのまま1～2分間、横向きに寝る

1 の位置がズレないように注意しながら、横向きに寝そべる。自分の体重をできるだけ筋肉ほぐしグッズに乗せた状態を、１～２分間キープ。慣れてきたら、その間に体をゆっくり揺らして強度を高めてもＯＫ。回数の目安は、１日１～２回。余裕があれば、反対側の中殿筋も、**1**～**2** の要領でほぐす。

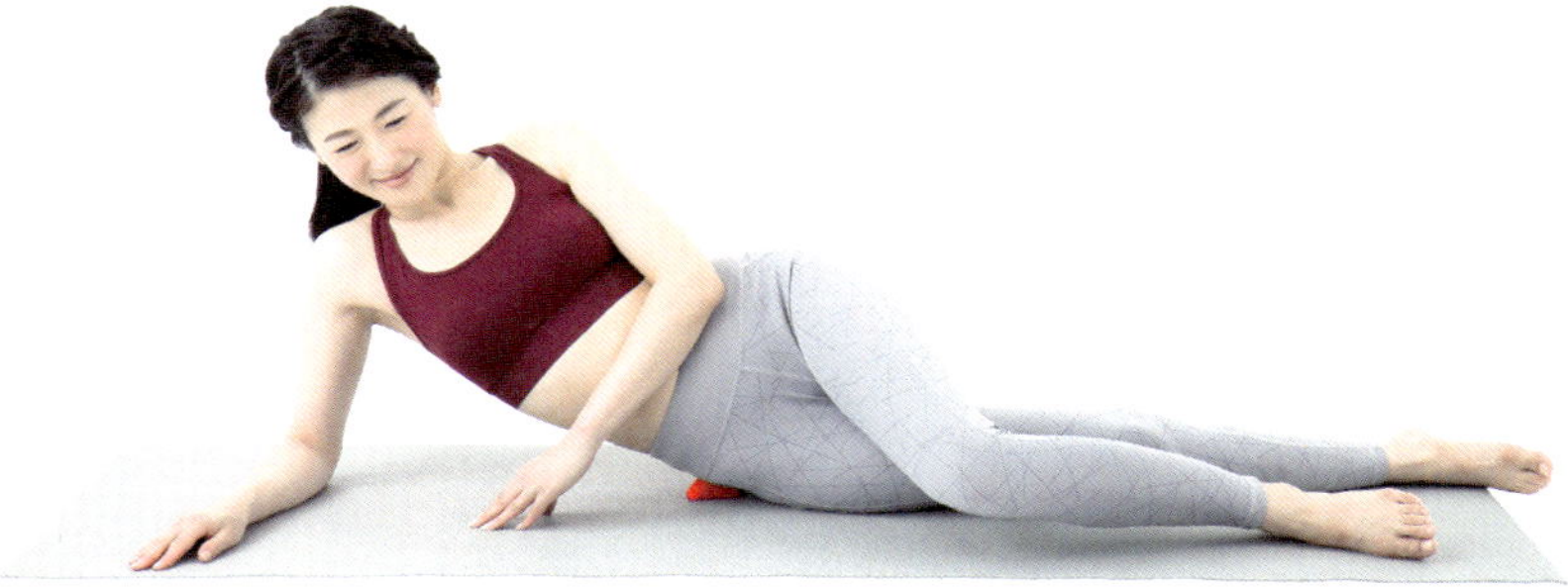

「大腿筋膜張筋《だいたいきんまくちょうきん》」をほぐす

1

大腿筋膜張筋の位置に筋肉ほぐしグッズを当てる

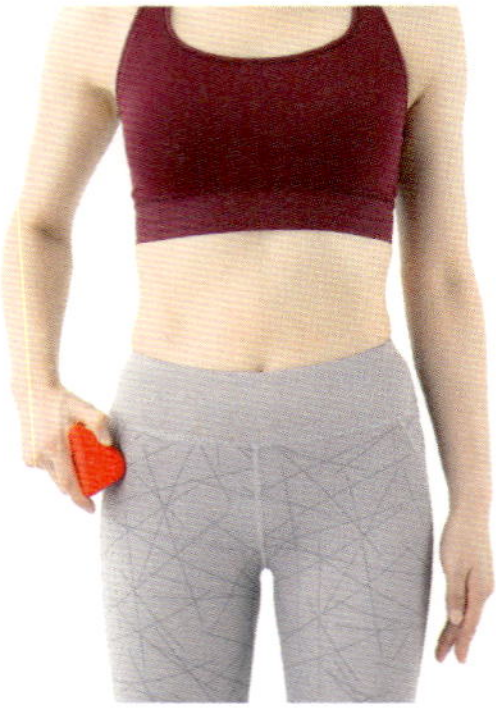

股関節に違和感や痛みがあるほうの大腿筋膜張筋の位置に、筋肉ほぐしグッズを押し当てる。

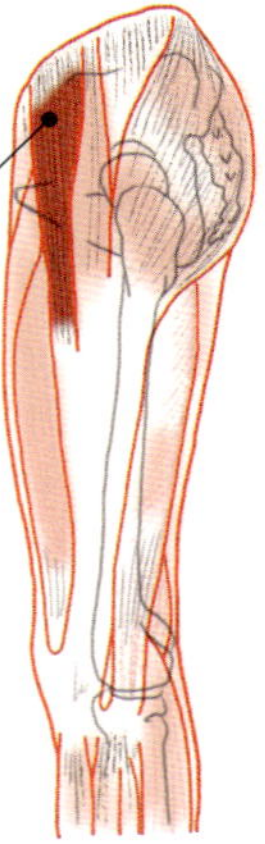

大腿筋膜張筋は、左右の脚の付け根〜おへその中間ほどの高さで、体の側面〜斜め前方の位置にある。

2

そのまま1〜2分間、横向きに寝る

1の位置がズレないように注意しながら横向きに寝そべってから、上側になっている脚や上半身を前方にひねり、体重をできるだけ筋肉ほぐしグッズに乗せた状態を１〜２分間キープ。慣れてきたら、その間に体をゆっくり揺らして強度を高めてもOK。回数の目安は、１日１〜２回。余裕があれば、反対側の大腿筋膜張筋も、1〜2の要領でほぐす。

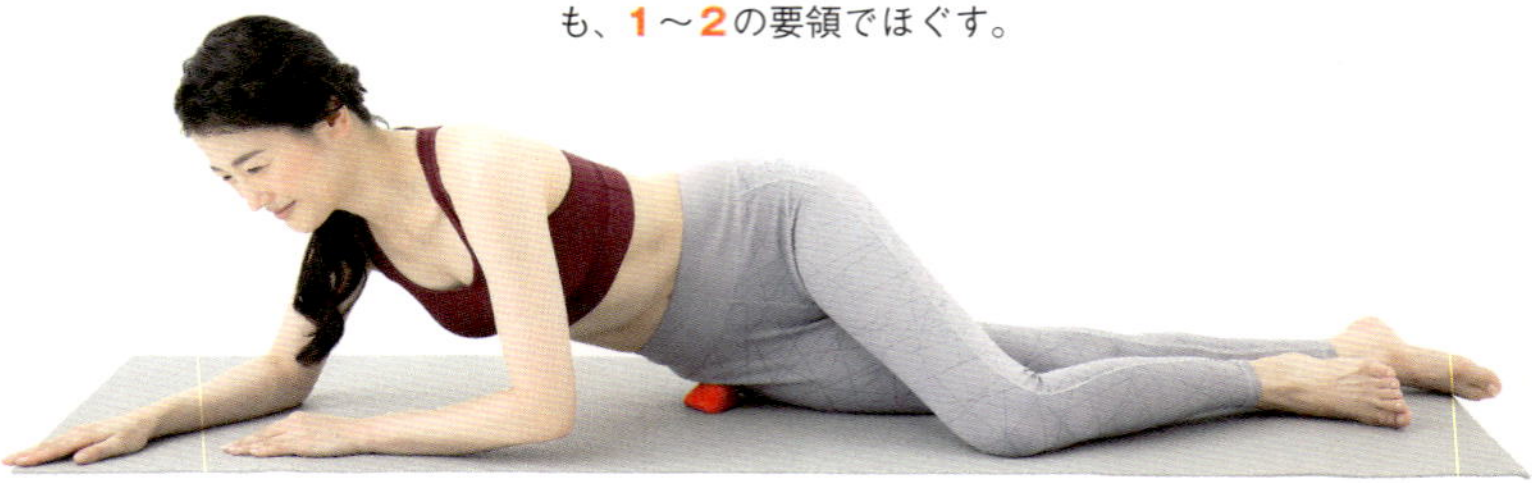

「大腿直筋《だいたいちょっきん》」をほぐす

1

大腿直筋の位置に筋肉ほぐしグッズを当てる

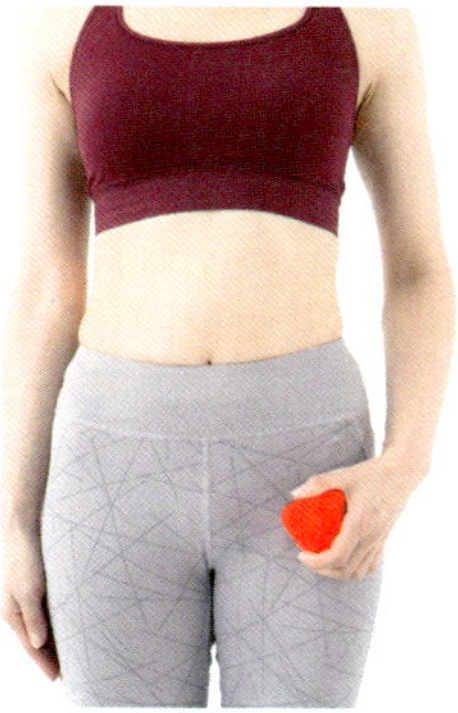

股関節に違和感や痛みがあるほうの大腿直筋の最上部の位置に、筋肉ほぐしグッズを押し当てる。

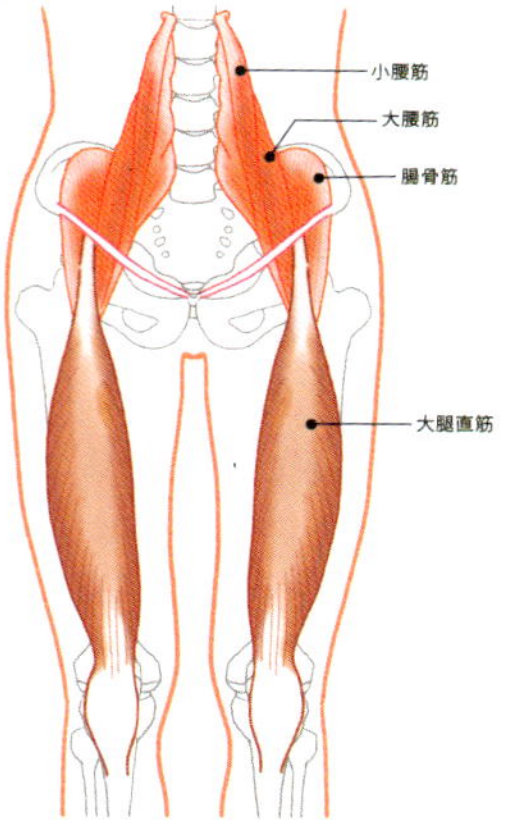

大腿直筋は、左右の脚の付け根〜ひざにかけての前面中央に伸びている筋肉。そのうちターゲットにするのは、股関節の真上の位置にある、大腿直筋の最上部。

2

そのまま1〜2分間、うつ伏せになる

1の位置がズレないように注意しながら、うつ伏せになる。自分の体重をできるだけ筋肉ほぐしグッズに乗せた状態を、1〜2分間キープ。慣れてきたら、両ひじを床について上半身を起こしたり、体をゆっくり揺らしたりして、強度を高めてもOK。回数の目安は、1日1〜2回。余裕があれば、反対側の大腿直筋も、**1**〜**2**の要領でほぐす。

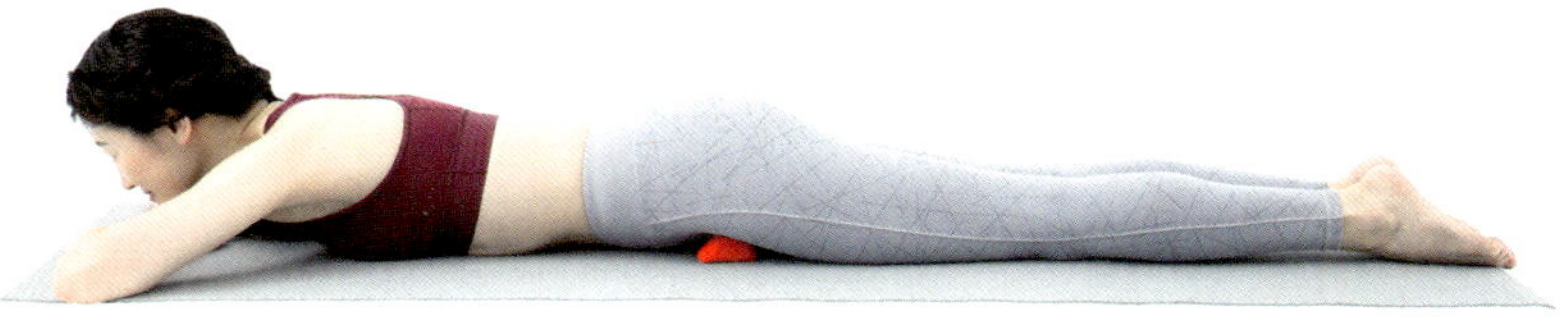

Aタイプ
におすすめ

痛みの軽減や
可動域拡大など
高い効果を兼備

あぐら
ストレッチ

股関節周りの組織を柔軟にするので、痛みの軽減や動く範囲（可動域）の拡大にも効果あり！“両脚を広げるのはＮＧ”との誤解から行いがちな内股歩きなど、股関節痛の原因になる癖も矯正。

1

左右の足の裏を合わせて座る

床に座り、左右の手を後方に置いて上半身を後ろに少し倒したら、左右の足の裏をぴたっと合わせる。

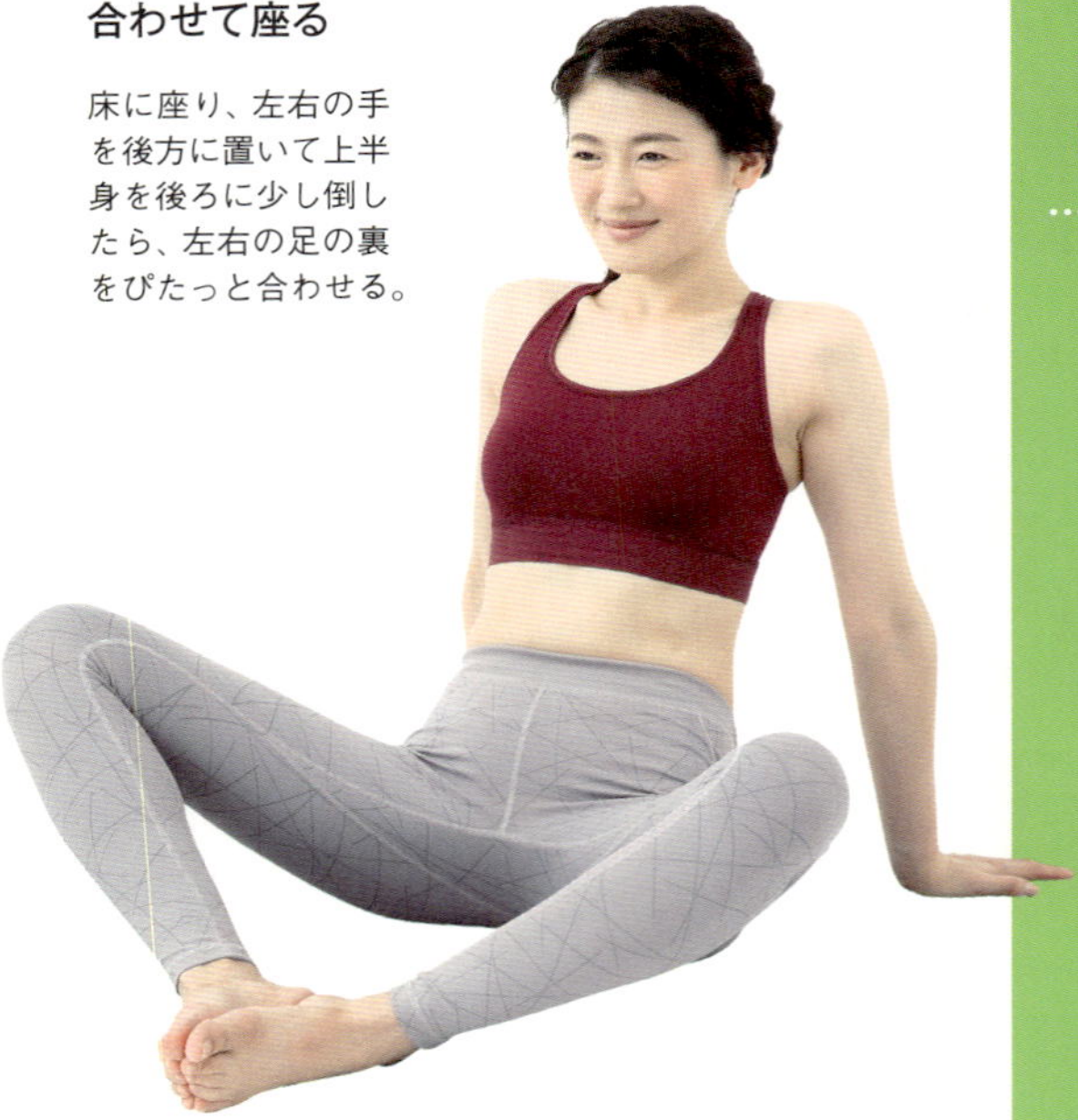

2

左右の脚を小刻みに揺すりながら広げる

1の状態のまま、左右の脚を外側へ少しずつ広げていくように、1～2分間小刻みに揺らす。両ひざを床に近づけていくようにイメージしながら行うと効果的。回数の目安は、1日1～2回。

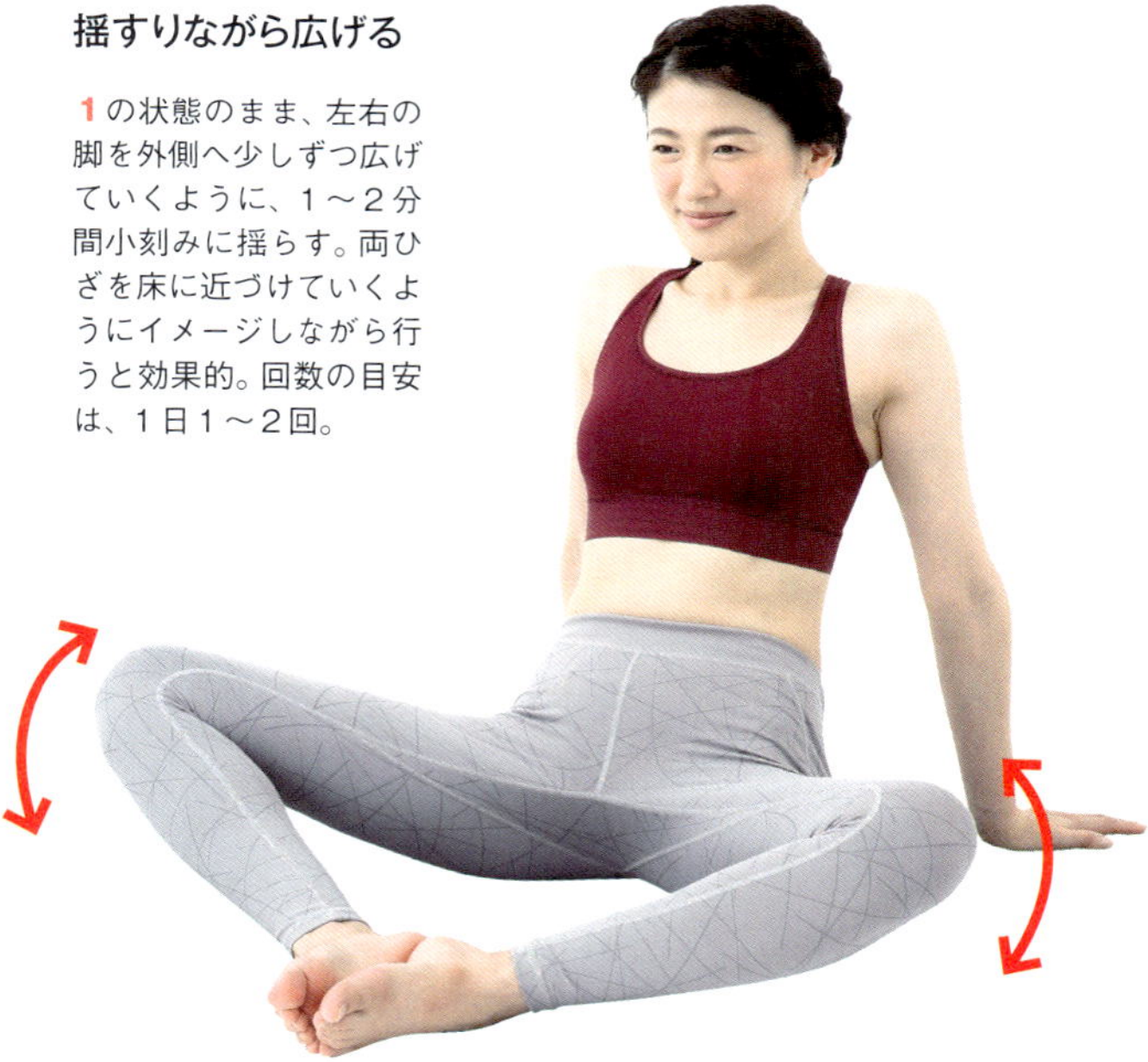

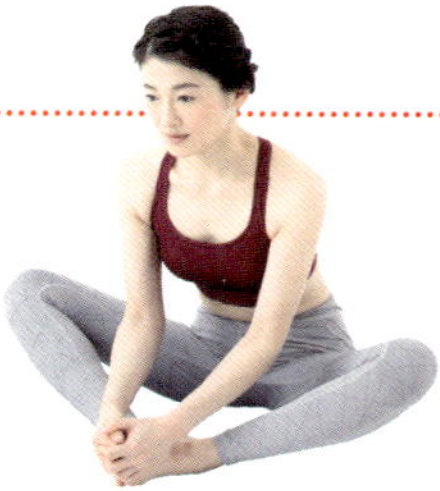

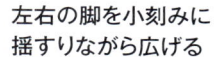

ポイント

✕上半身を前方に倒す姿勢はNG

上半身を前方に傾けた姿勢で行っても、肝心の効果は現れません。むしろ、股関節の"詰まった状態"を促してしまう可能性もあるので、NGの姿勢です。

Aタイプ
におすすめ

本来使うべき
筋肉を意識する
おしりエクボ体操

骨盤動かし体操

股関節の正常な動きを取り戻すため、関連する筋肉に再教育を施す体操です。前側の緊張した筋肉は、伸ばしてリラックス。後ろ側の〝怠けた〟筋肉はしっかり働かせて！

1 骨盤に両手を添えて仰向けに寝る

両手のひらを骨盤に添えて、両ひざを自然に立てて仰向けに寝る。

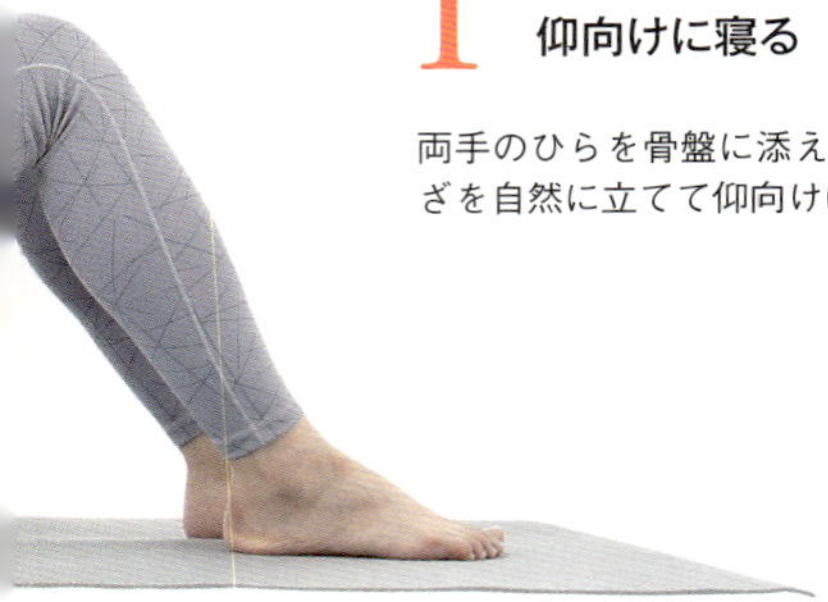

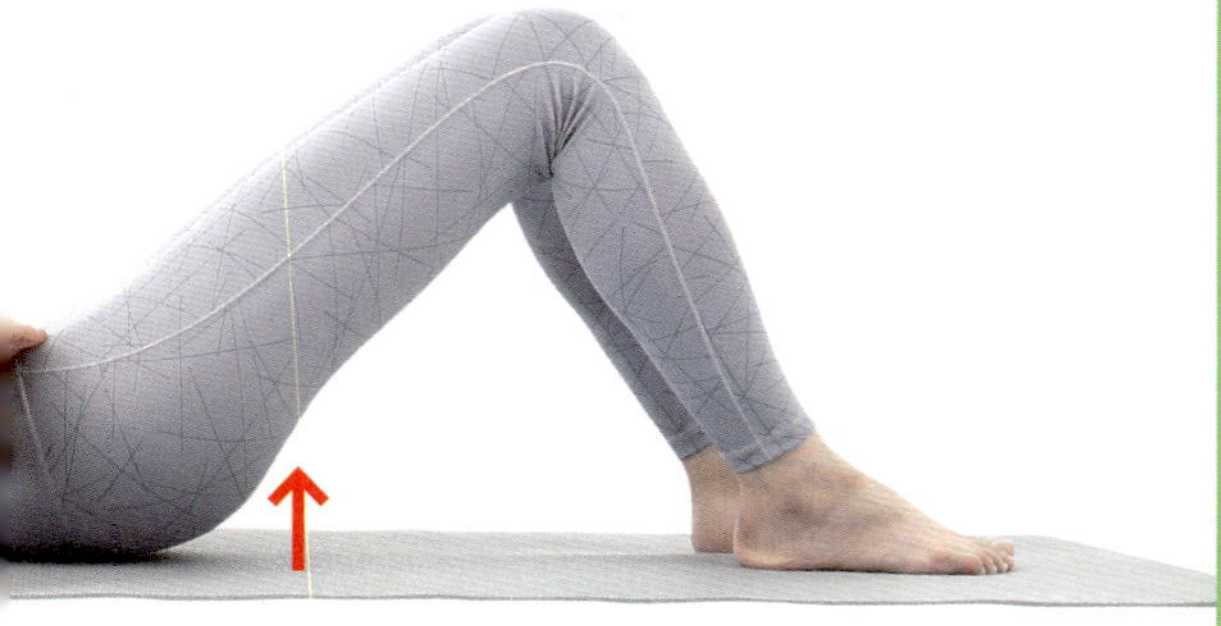

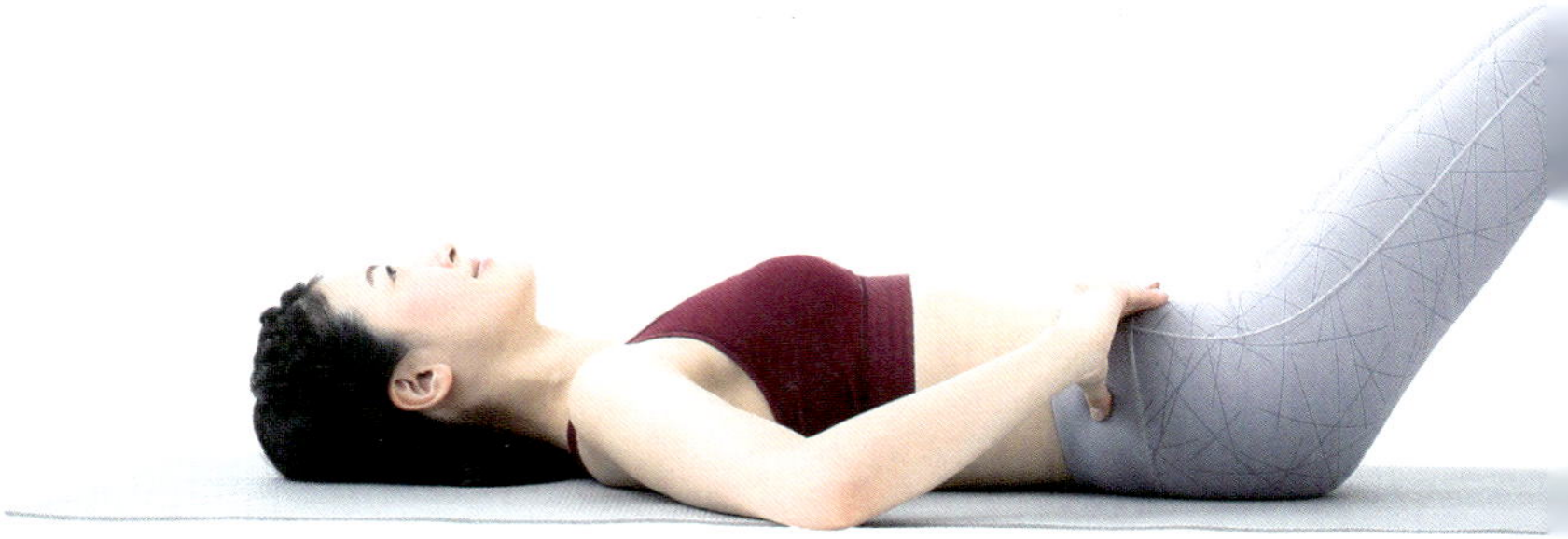

2 骨盤を動かして おしりの下部を少し浮かせる

腰はできるだけ床につけたまま、おしりだけを持ち上げる。このとき、おしりの穴がきゅっと締まり、骨盤が前後へ柔軟に動いているのを確認。「おしりの下部を床から浮かせる」「おしりの下部を床につける」を繰り返す。これを10～20回繰り返すのを1セットとして、回数の目安は1日に1～2セット。

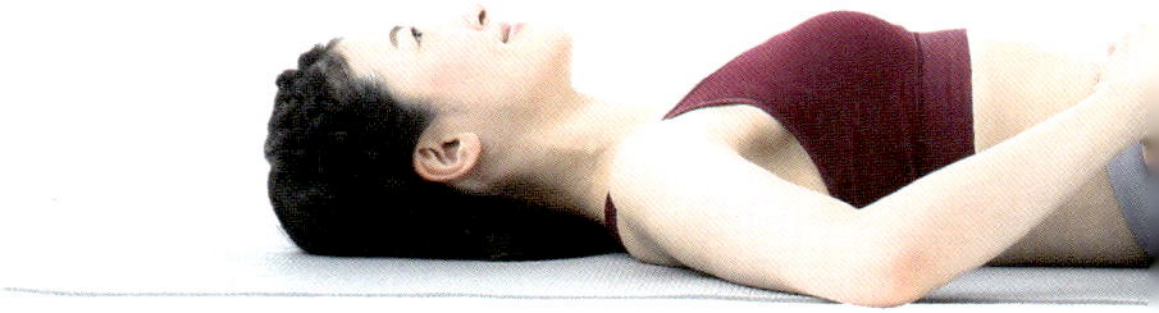

Aタイプ
におすすめ

関連する筋肉に
持久力を養う

おしりエクボ体操

つま先立ち体操

これまでほとんど働いていなかった筋肉に、きちんと働かせるための刺激を与えます。「歩くのが楽になる」「姿勢がよくなる」など、いくつものメリットを得られる体操です。

1

おしりの左右に親指を押し当てて立つ

おしりの穴から左右10cmほどの位置に両手の親指を押し当てながら、姿勢よく立つ。このとき、左右の足は前方へ向けて真っ直ぐ、4～5cmの間隔で平行に開いて立つ。

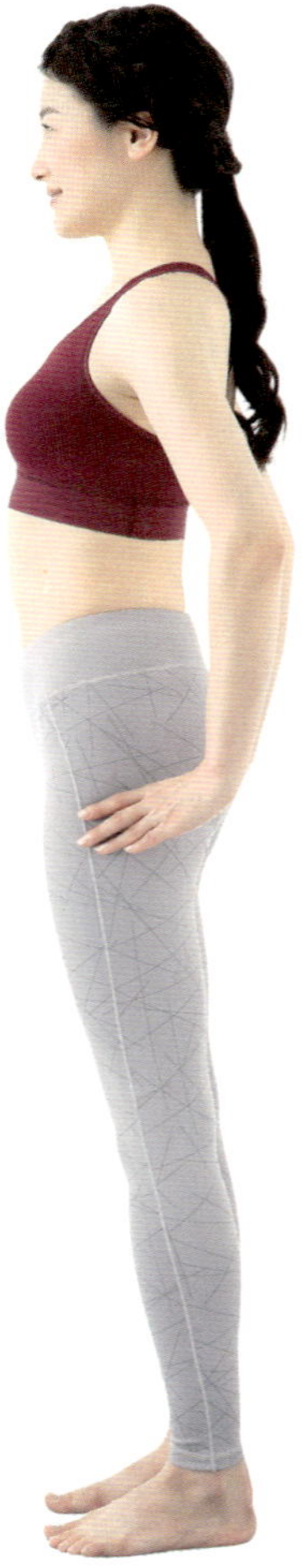

2

かかとを上げてつま先立ちをする

かかとを上げてつま先立ちをしたら、左右のひざ・かかとをくっつけて、いい姿勢を保つ。その体勢を10秒間キープ。このとき、おしりの穴をきゅっと締め、親指を押し当てている“おしりの奥のほうの筋肉”が使われるように意識すると効果的。回数の目安は、**1**と**2**を1セットとして、1日に2～3セット。

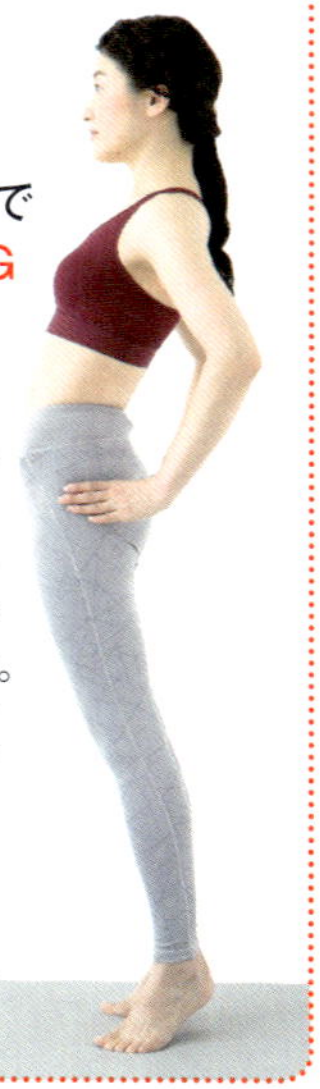

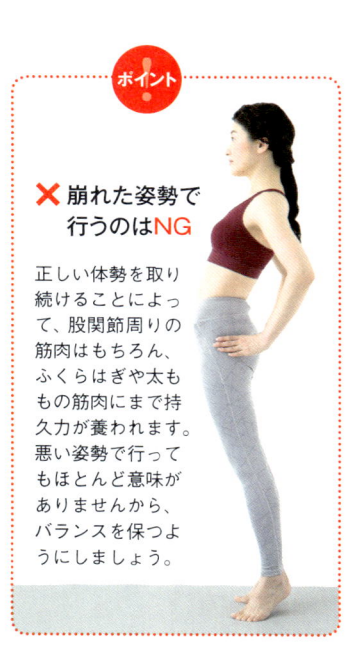

ポイント

✕ 崩れた姿勢で行うのはNG

正しい体勢を取り続けることによって、股関節周りの筋肉はもちろん、ふくらはぎや太ももの筋肉にまで持久力が養われます。悪い姿勢で行ってもほとんど意味がありませんから、バランスを保つようにしましょう。

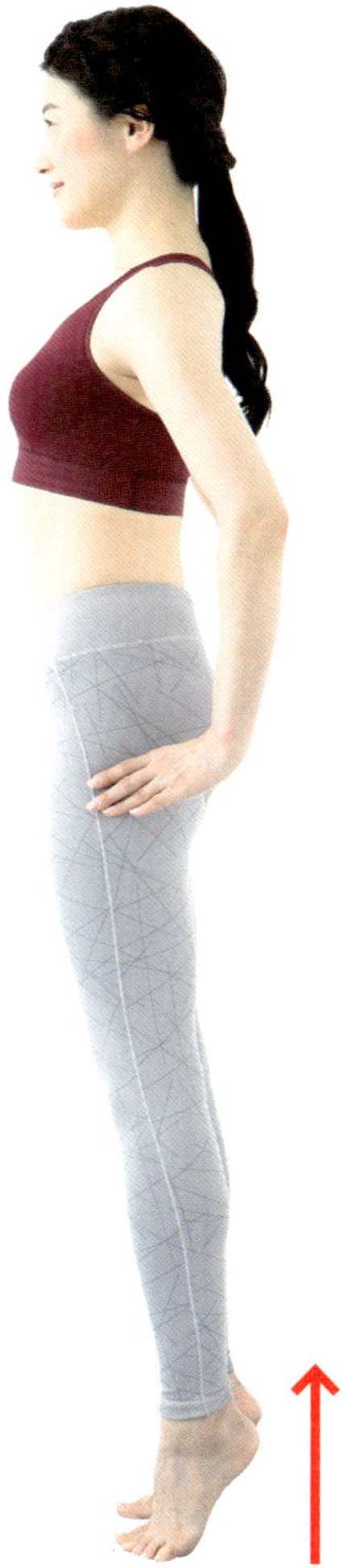

Aタイプ
におすすめ

“プチ筋トレ”で
瞬発力アップの
おしりエクボ体操

しっかりしゃがみ立ち体操

股関節から下半身全体に効く
軽めのトレーニングを行えば、
普段の動きがいっそうスムーズになり、
痛みと無縁の生活がより近づきます。

1

かかとをつけた状態で立つ

両足のかかとをつけ、左右のつま先は外側に向けて、いい姿勢で立つ。左右の手は骨盤に添えておく。

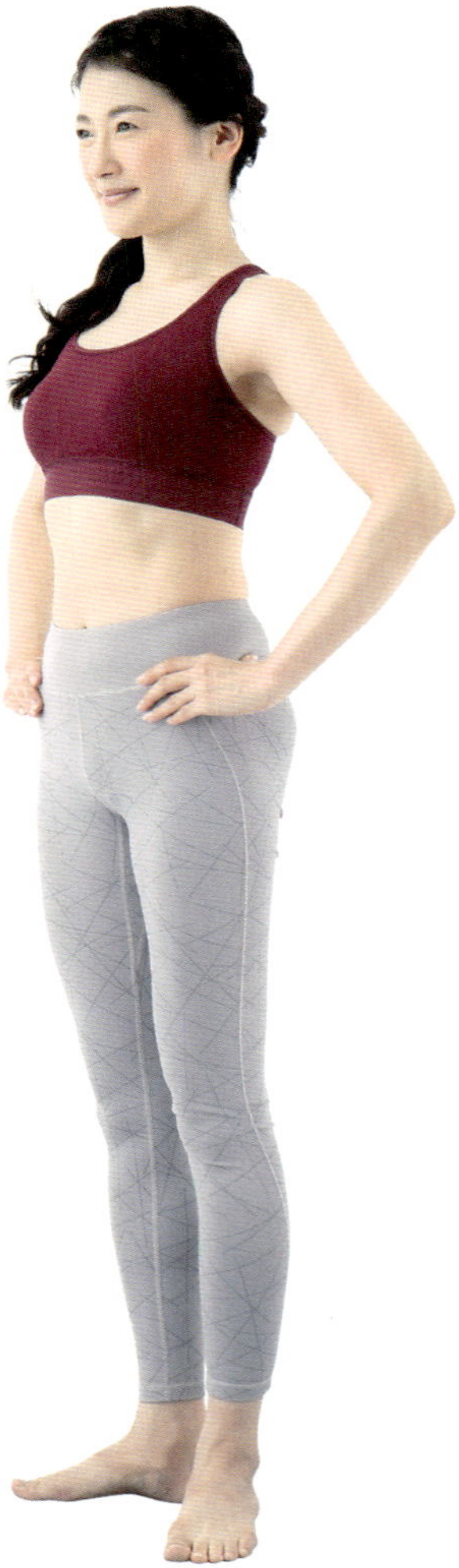

2

蹲踞《そんきょ》のように
しゃがんでから立ち上がる

骨盤が前後に倒れないように手で確認しながら、両脚をできるだけ外側に開くようにしながらしゃがみ込み、立ち上がって**1**の体勢へ戻る。これを3～5回繰り返すのを1セットとして、回数の目安は1日に1～2セット。

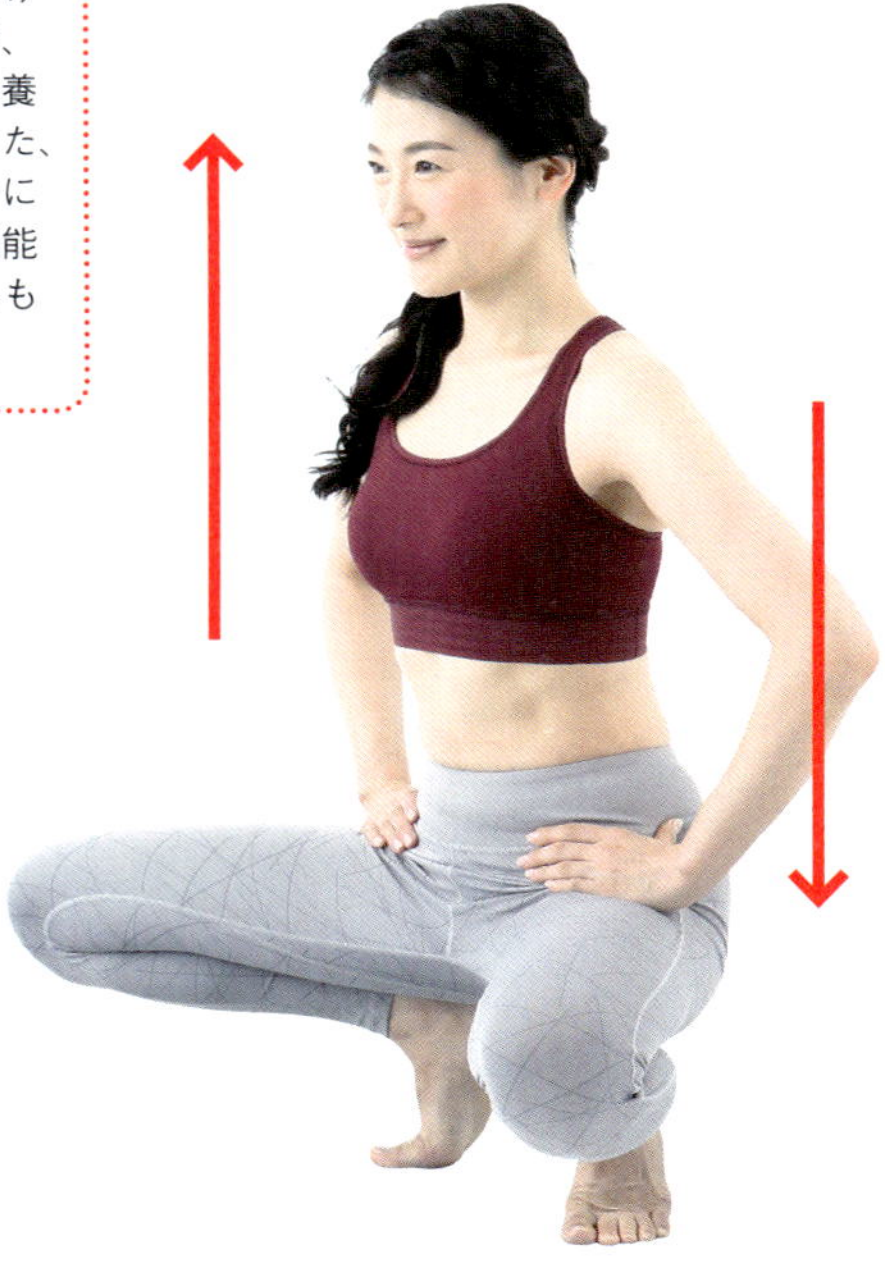

ポイント

かかとをつけた状態から必ずスタート

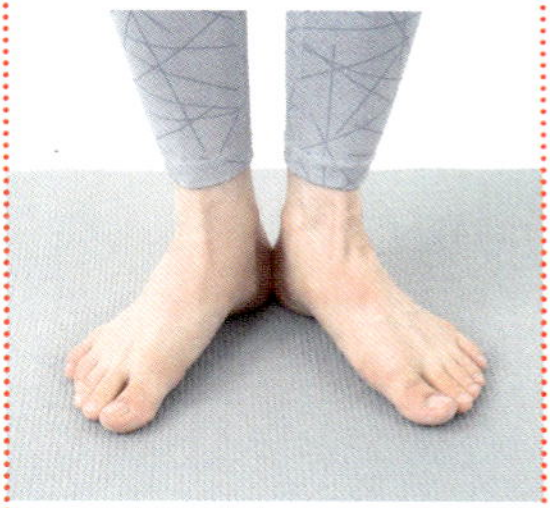

この体操は、かかとをつけた状態から始めることで、下半身の筋肉に瞬発力を養う効果が高まります。また、両脚を外側に広げる動きにもなるため、股関節の機能を正常化するメカニズムも働きます。

Bタイプ
におすすめ

**タオルを
うまく使って
固い股関節周りに
柔軟さを取り戻す**

タオルストレッチ

「股関節が固かったり痛かったりして、脚をうまく動かせない」というかたも、タオルを使えば最適なセルフケアが可能！効率的なストレッチが、状態改善を導きます。

1

床に座ってタオルを足裏に引っかける

まず、床に座り、細長く折り畳んだバスタオルの両端を持つ。次に、タオルの中央部を、股関節痛があるほうの足裏に引っかける。

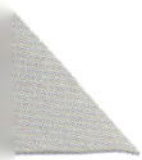

2

脚を上げてゆっくり左右に動かす

1の状態のまま、タオルを手前に引っ張りながら床に寝て、痛むほうの脚を上げたら、タオルで自分の脚をコントロールしながら１～２分間、上げている脚をゆっくりと左右に動かす。このとき、左右いずれの脚もできるだけ真っ直ぐにして、股関節の周りを柔らかくするイメージで行うと効果的。回数の目安は、１日に１～２回。余裕があれば、反対側の脚も、**1**～**2**の要領でストレッチする。

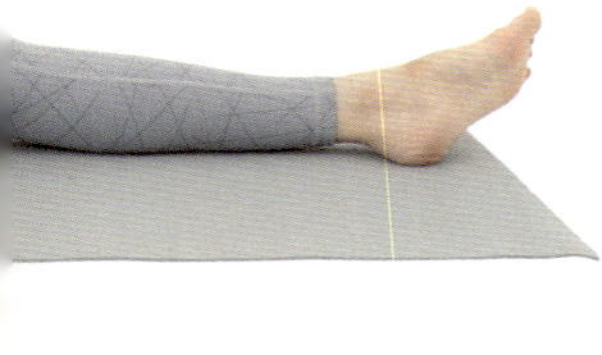

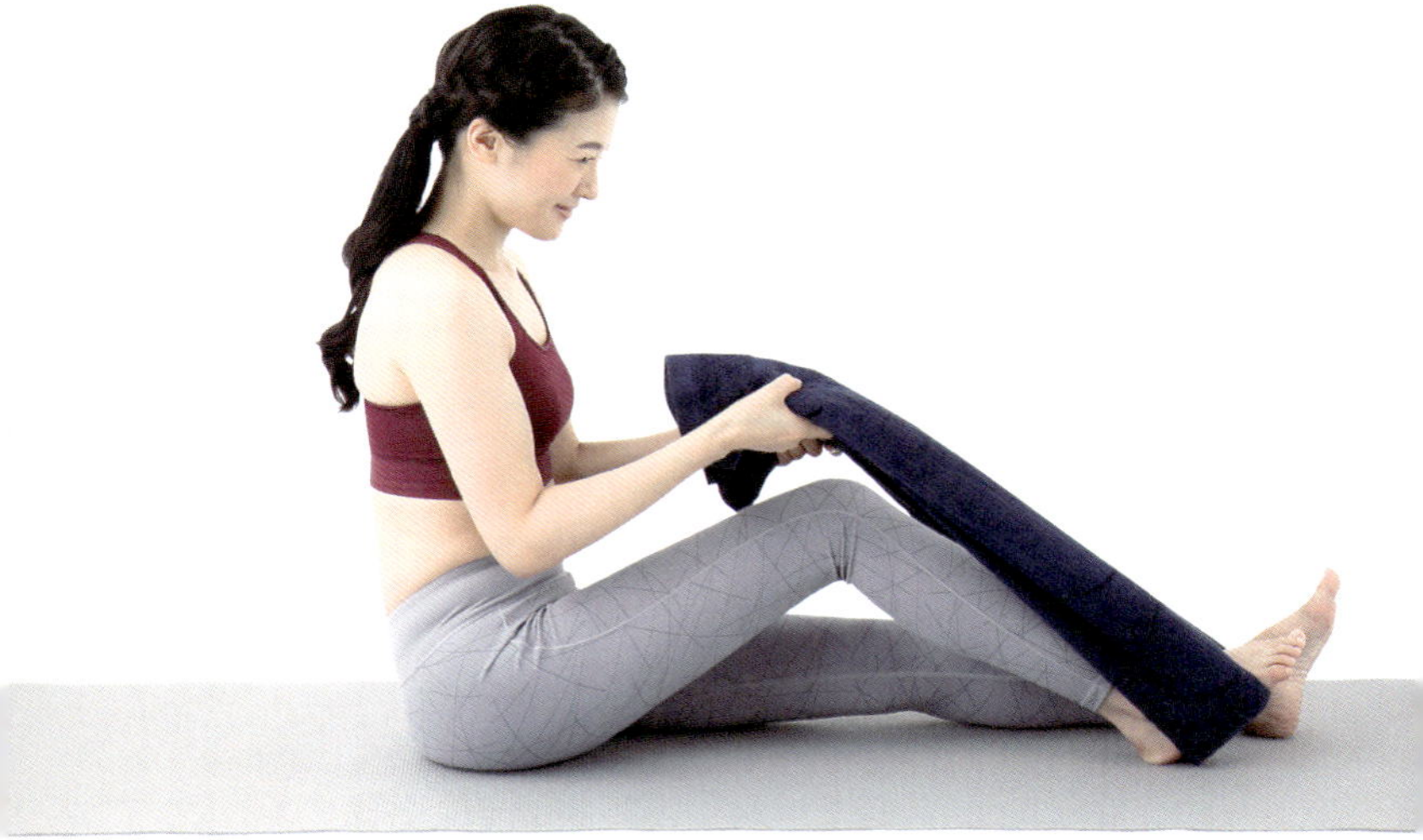

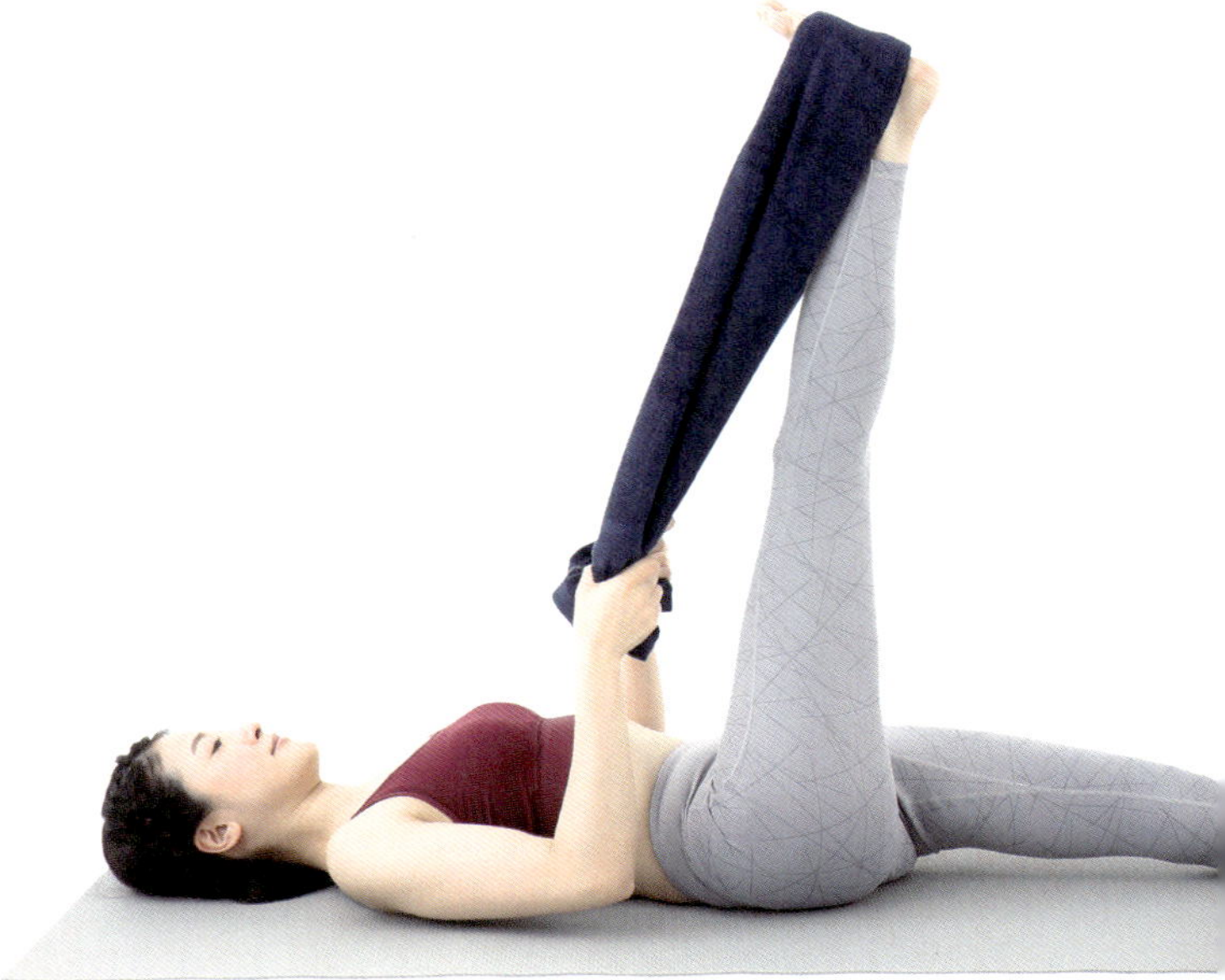

Bタイプにおすすめ

本来使うべき筋肉を意識する
おしりエクボ体操

おしり上げ体操

Bタイプで状態があまりよくない場合にうってつけの体操です。手を添えることで安全に、それでも股関節へは確実に、〝動く必要性〟のメッセージを送り届けます。

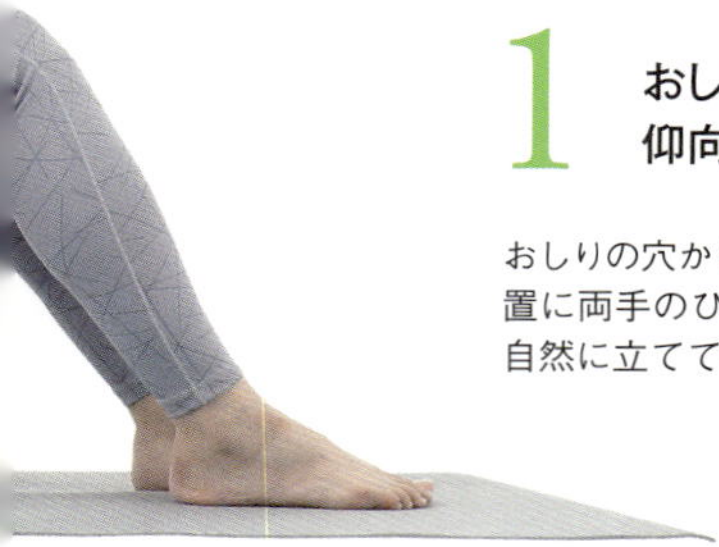

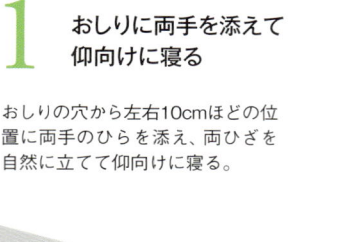

1 おしりに両手を添えて仰向けに寝る

おしりの穴から左右10cmほどの位置に両手のひらを添え、両ひざを自然に立てて仰向けに寝る。

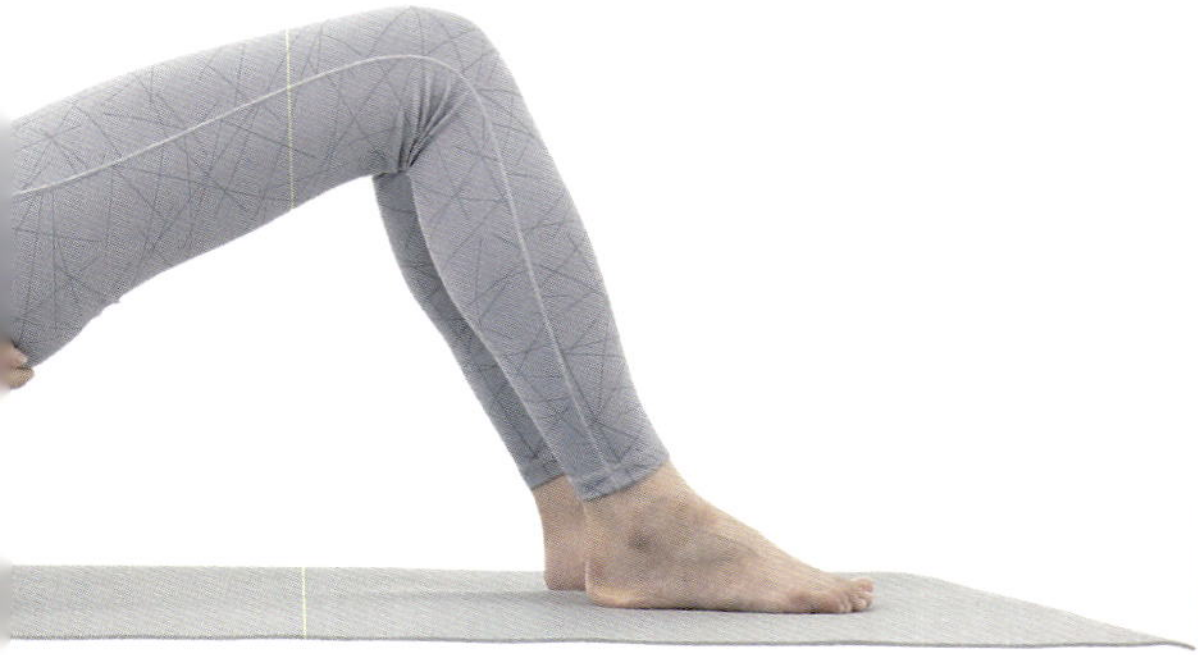

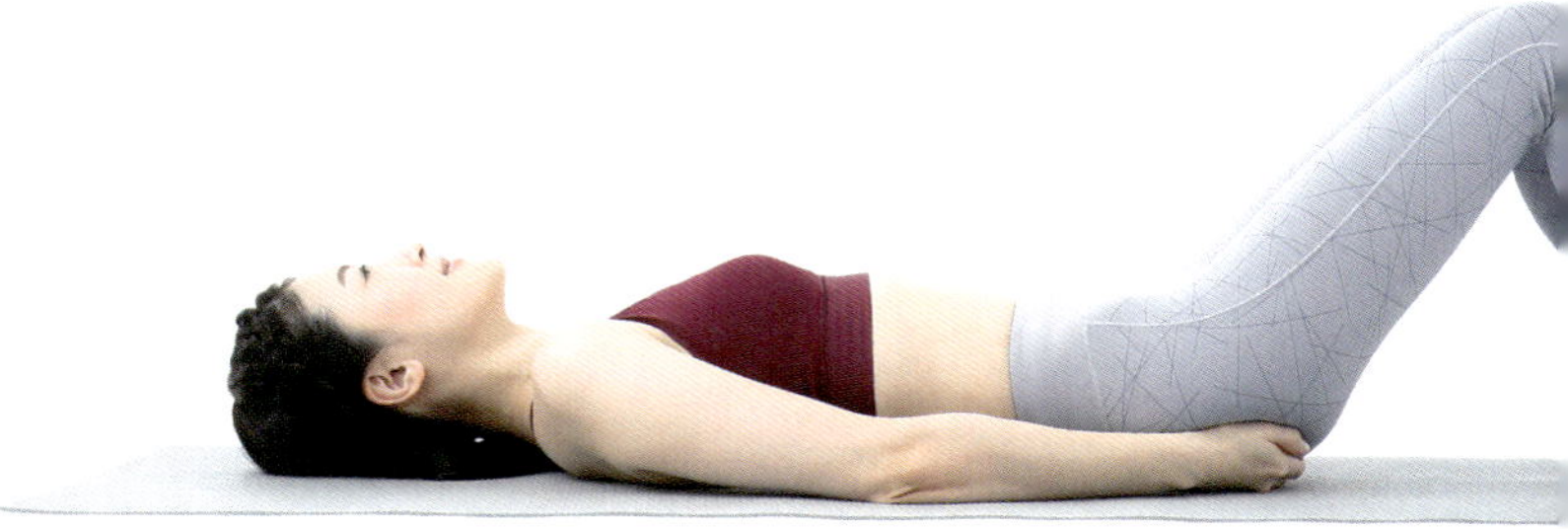

2 おしりを持ち上げる

1の状態のまま、おしりから背中の範囲をできるだけ持ち上げ、その体勢を５秒間キープ。これを10回繰り返します。このとき、股関節の前面の筋肉は伸ばしつつ、おしりの穴をきゅっと締め、手のひらで触っている筋肉が使われて凹んだ状態（“おしりエクボ”ができた状態）を作るように意識すると効果的。回数の目安は、1と2を１セットとして、１日に２～３セット。

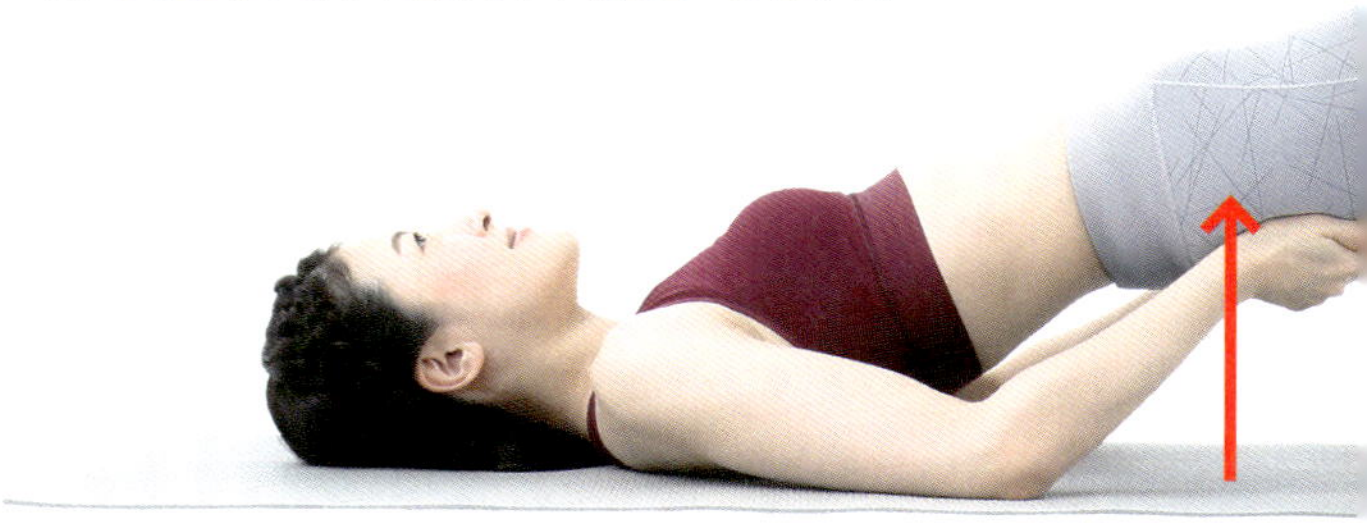

Bタイプにおすすめ

関連する筋肉に持久力を養う

おしりエクボ体操

イス置きつま先立ち体操

体の横のイスに手をかけておくことで、Bタイプに適した負荷に調整できます。安心して、インナーマッスルに刺激を送り込むことができる体操です。

1 イスに手をかけおしりの横に親指を押し当てて立つ

まず、股関節痛があるほうとは反対側にイスを置き、背もたれに手をかけておく。次に、股関節痛があるほうのおしりの穴から横10cmほどの位置に、手の親指を押し当てながら、姿勢よく立つ。このとき、左右の足は前方へ向けて真っ直ぐ、4～5cmの間隔で平行に開いて立つ。

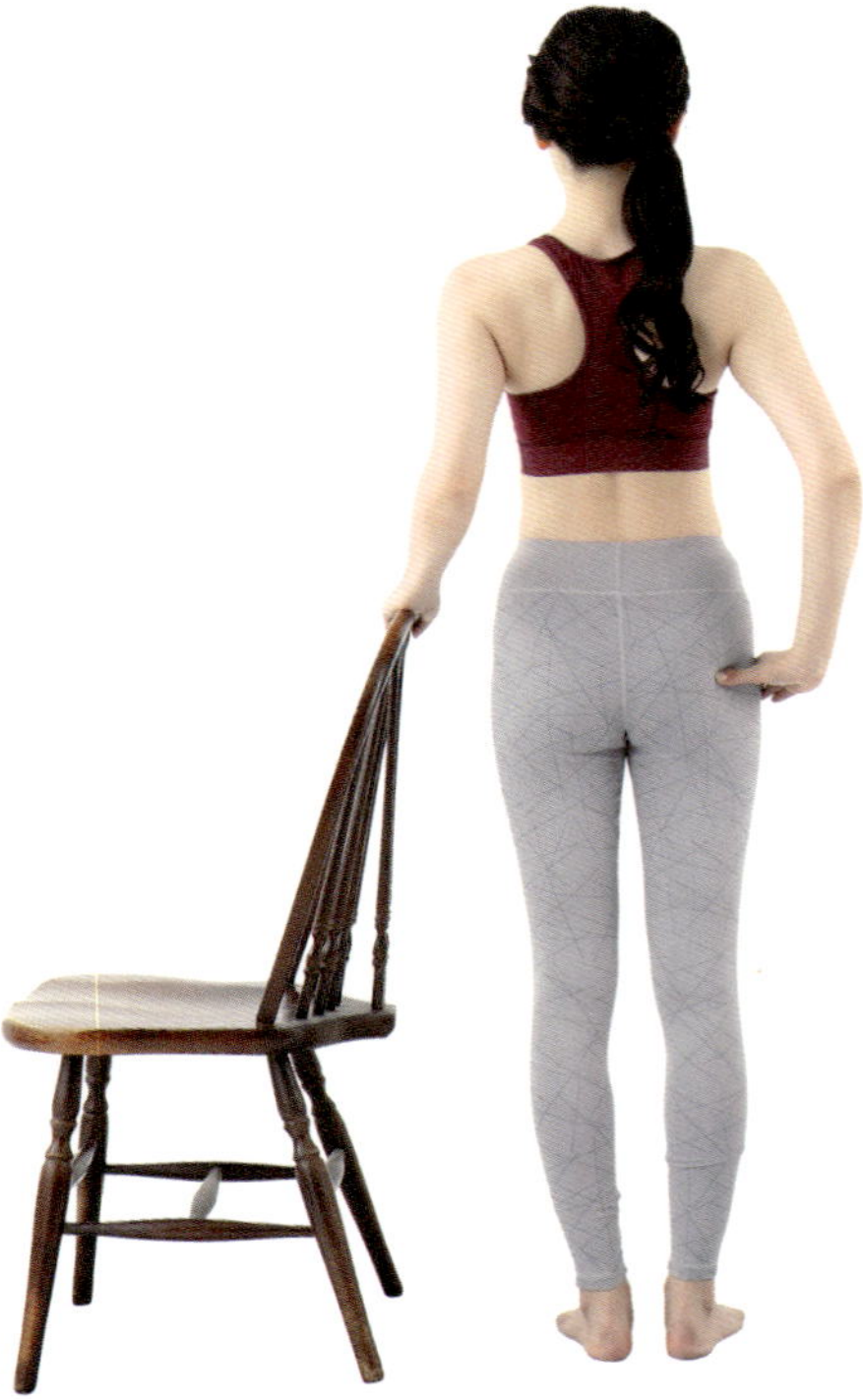

2 かかとを上げて つま先立ちをする

1の状態のまま、かかとを上げてつま先立ちをする。

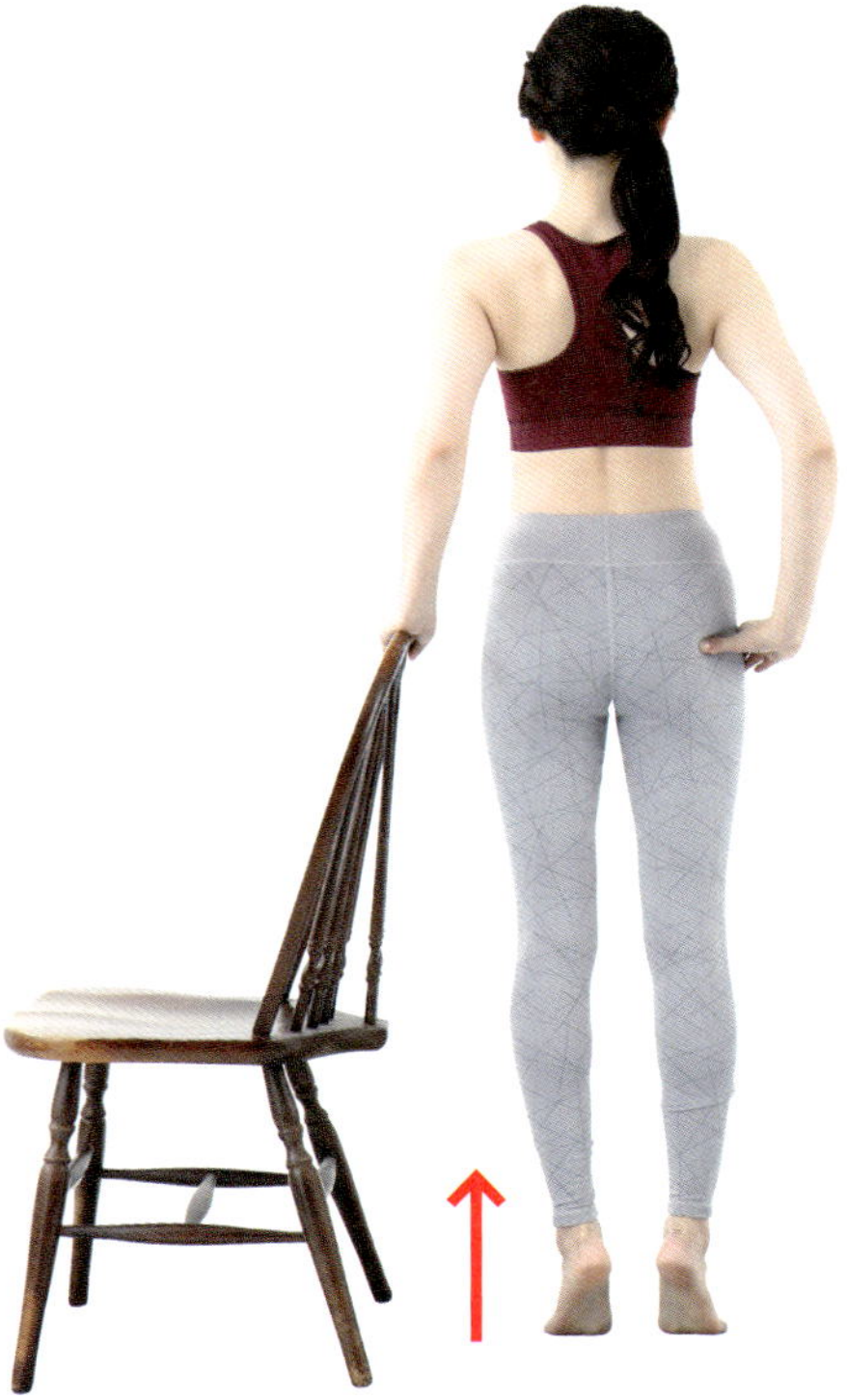

3 ひざ・かかとをつけて おしりの穴を締める

つま先立ちをしたまま、左右のひざ・かかとをくっつけ、いい姿勢を保つ。その体勢を10秒間キープ。このとき、おしりの穴をきゅっと締め、親指を押し当てている“おしりの奥のほうの筋肉”が使われるように意識すると効果的。回数の目安は、1～3を1セットとして、1日に1～2セット。

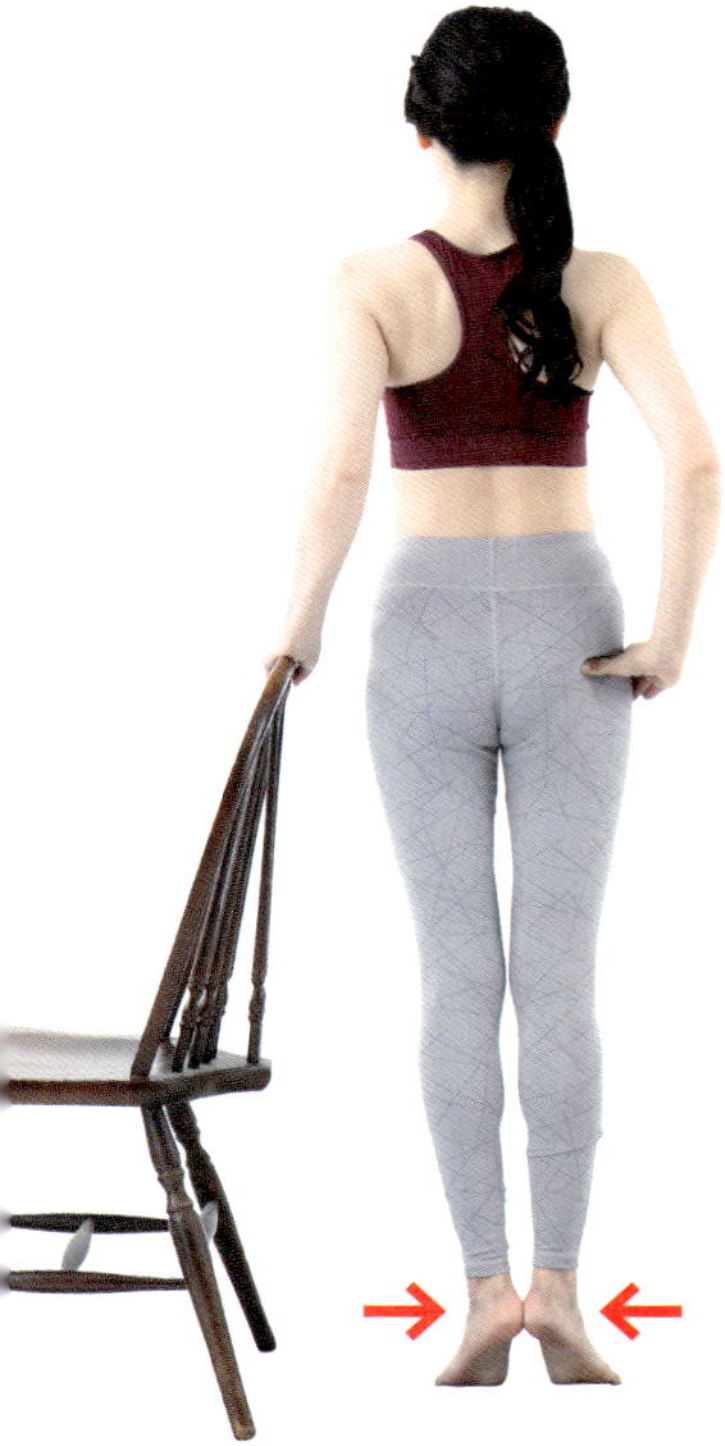

Bタイプにおすすめ

“プチ筋トレ”で瞬発力アップの

おしりエクボ体操

半分しゃがみ立ち体操

Bタイプで筋肉がほとんどない人でも実践でき、股関節トラブルの撃退策になる体操です。楽すぎる場合はイスなしで、ちょっときつい場合は両脇にイスを置いて行ってもOKです。

1

イスに手をかけ かかとをつけた 状態で立つ

まず、股関節痛があるほうとは反対側にイスを置き、背もたれに手をかけておく。次に、股関節痛があるほうの骨盤に手を添えておく。最後に、両足のかかとをつけ、左右のつま先は外側に向けて、いい姿勢で立つ。

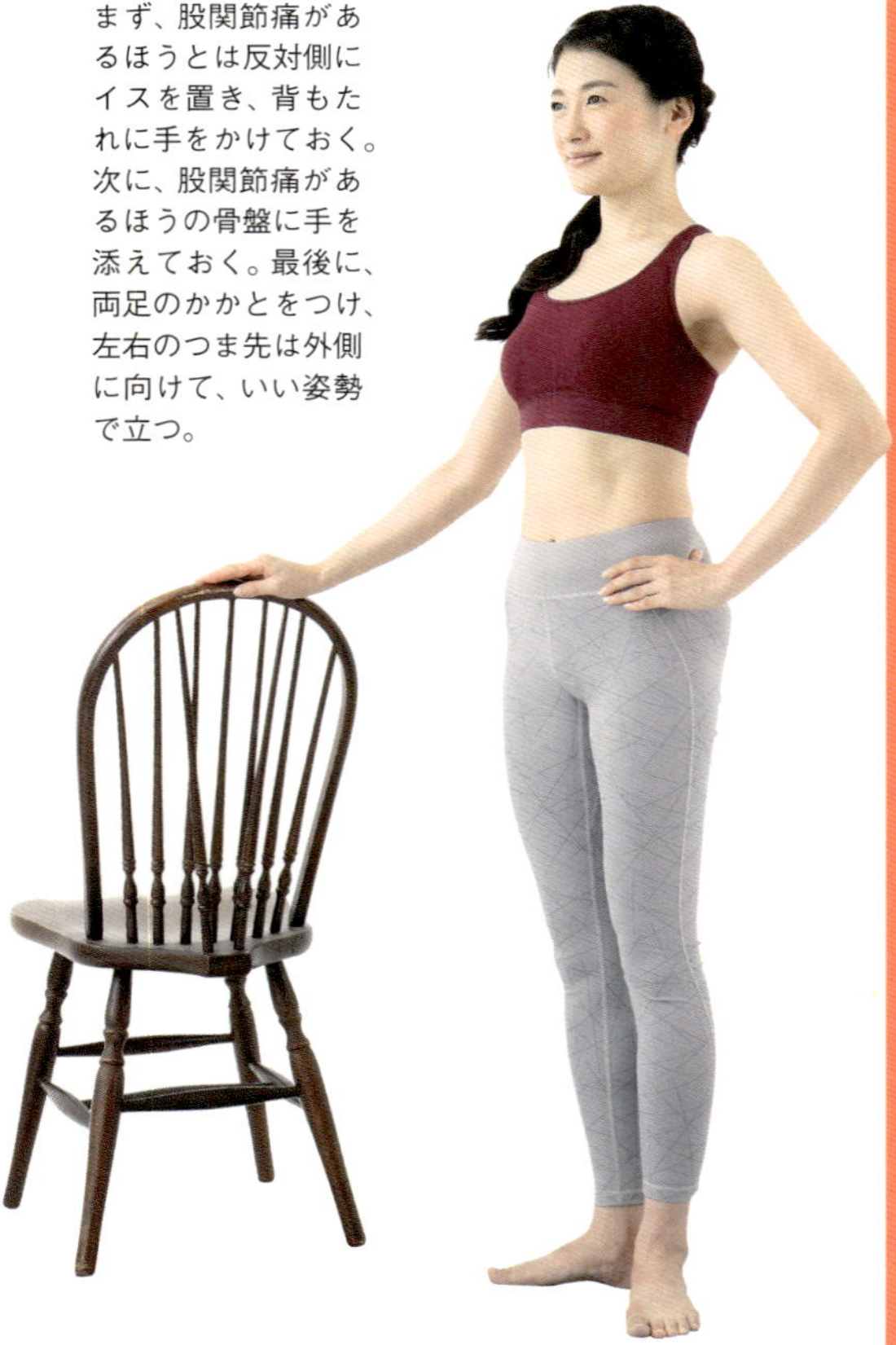

2

軽くしゃがんでから立ち上がる

骨盤が前後に倒れないように手で確認しながら、おしりを少し落としてしゃがむ。しゃがみ具合は、完全にしゃがみ込む場合の半分程度でOK。その後、おしりの穴を締めながら、**1**の体勢へ戻るように立ち上がる。これを3～5回繰り返すのを1セットとして、1日に1～2セット。

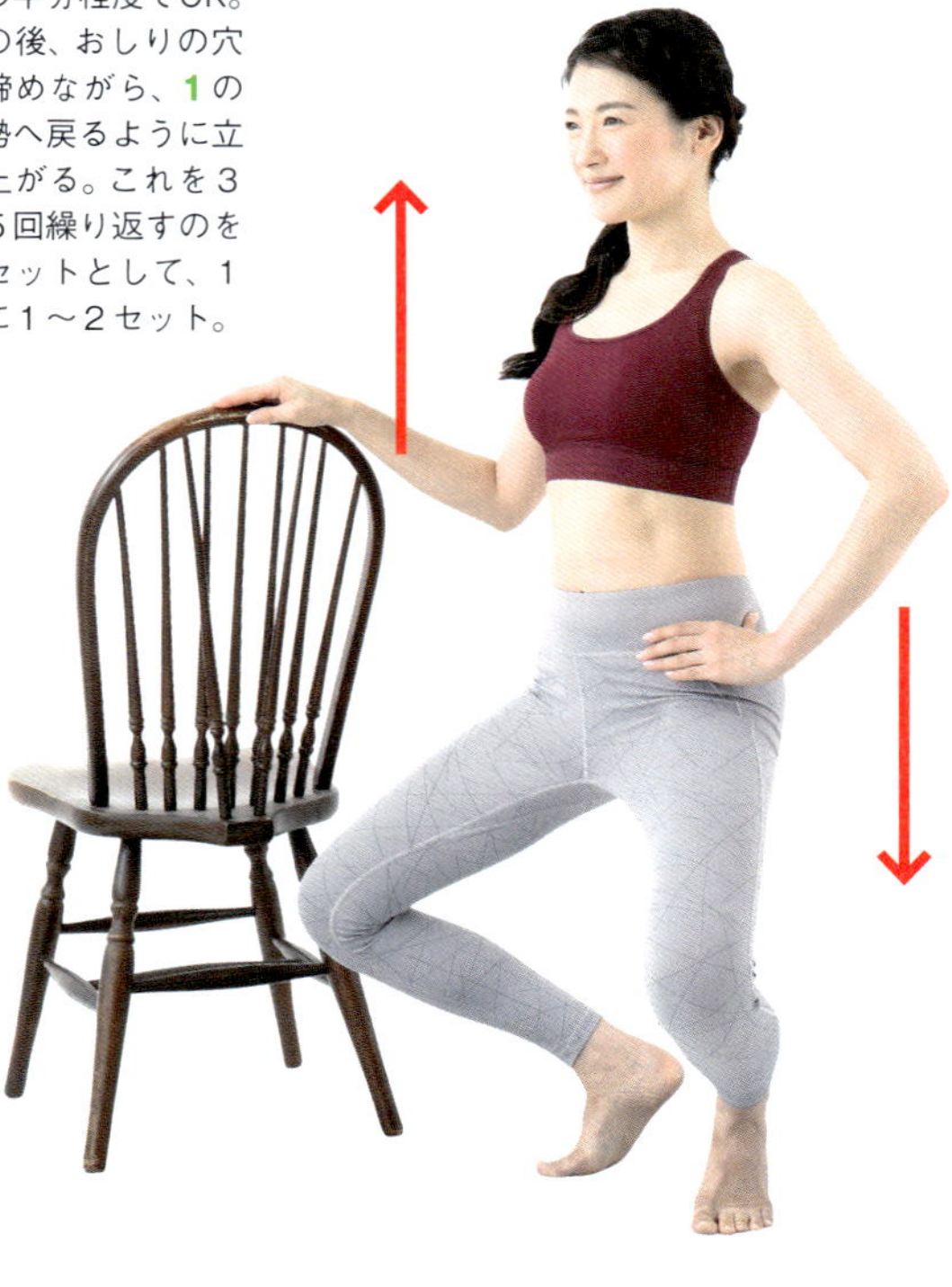

すべての
股関節痛に
おすすめ

**股関節が
痛いかたに
いちばんいい
歩きかたのコツ**

フラミンゴ歩行法

股関節痛に悩むかたが最も苦労するのは
日常生活に必須の「歩く」という動作。
いくつかのポイントを意識して歩くだけで、
痛みの連鎖を防ぎ、進行をストップさせ、
状態を改善することができます！

1

前に踏み出すときは かかとから着く

脚を前に出すときは、踏み出す脚をかかとから着き、その瞬間に体重移動をする。

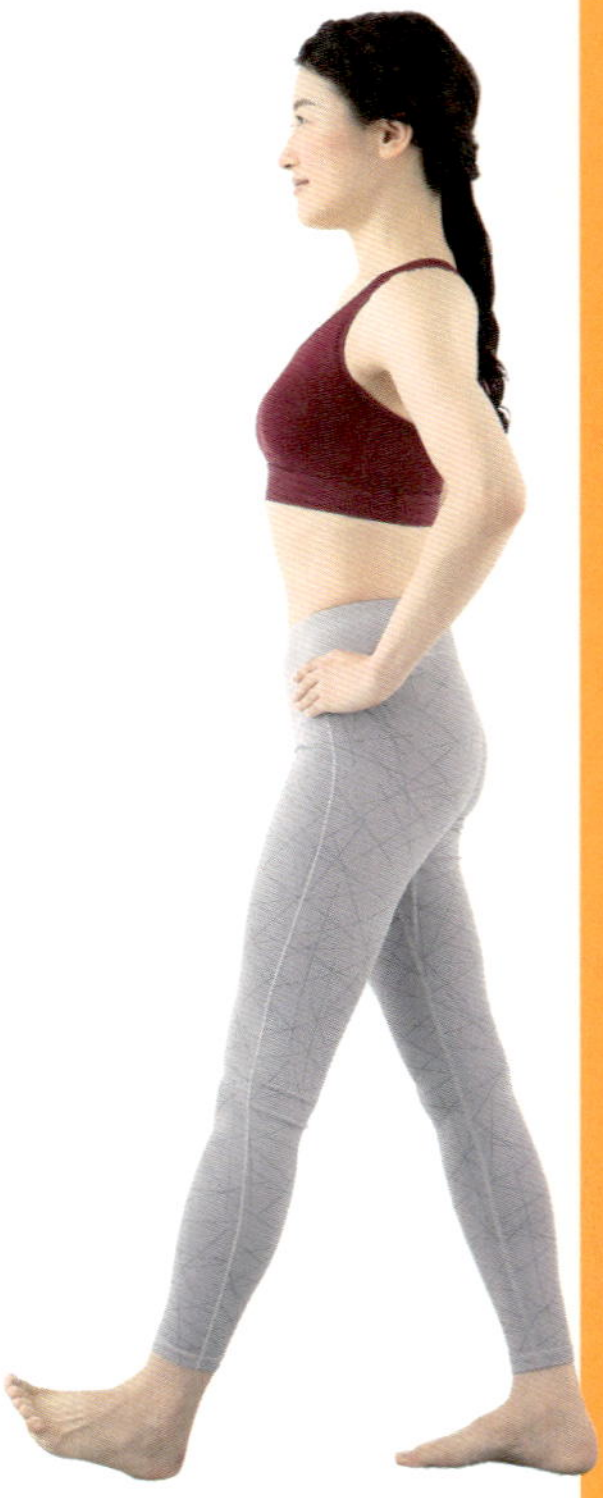

2

足裏全体に体重を乗せる

前に出した足の足裏全体に体重をしっかり乗せ、後ろ脚は脱力しながら引き寄せて“フラミンゴ”のような状態になる意識を持つ。

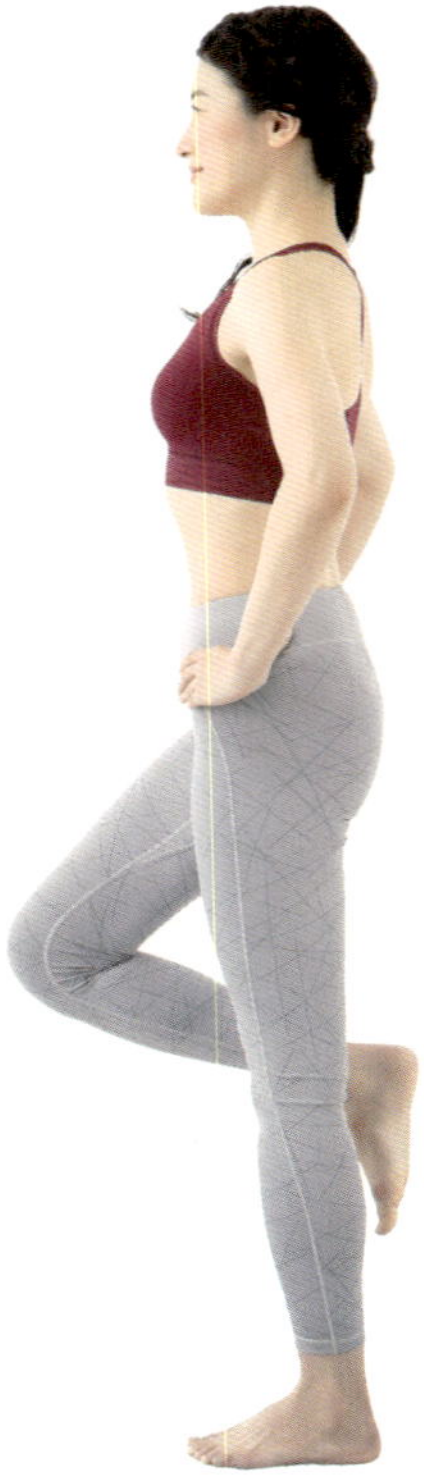

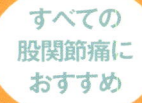

❌前傾姿勢はNG

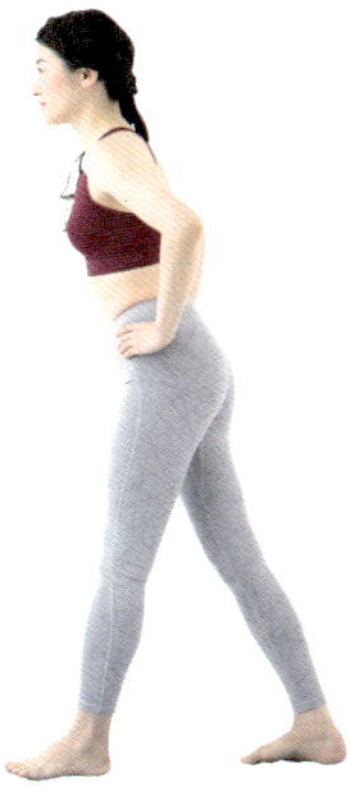

足裏をベタッと着く、足裏全体に体重を乗せる意識がない、上半身が前のめりになる……。そんな歩き方は、股関節トラブルを悪化させる要因になるのでNG。

3

再びかかとから着いて前に進む

引き寄せた後ろ脚を前に出すときもかかとから地面に着くようにして、前に進む。

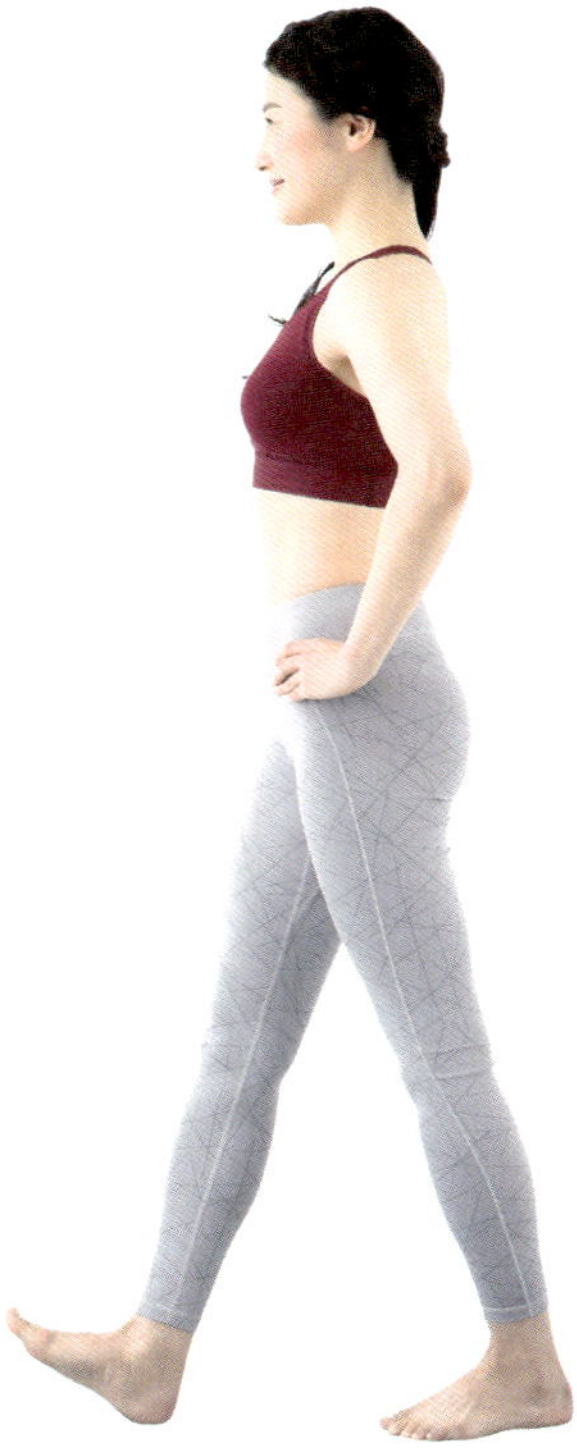

杖を使って歩く場合

1
痛むほうとは反対側に杖をつく

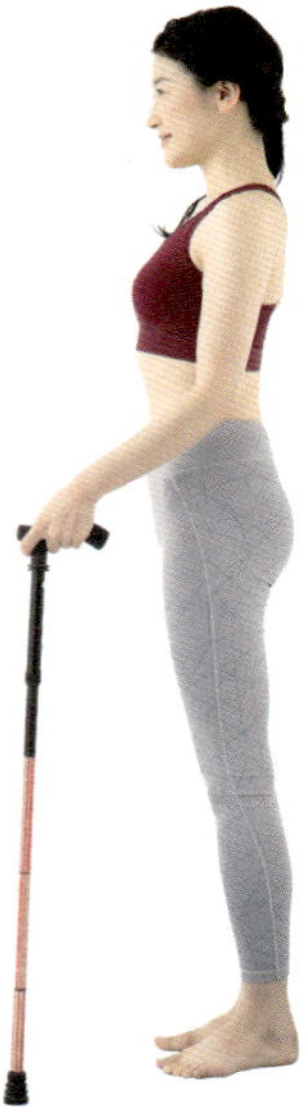

股関節痛があるほうとは反対側の斜め前方に、杖をつく。杖はできるだけ体に近い位置にあるよう心がけ、体重をなるべくかけず、前傾姿勢で歩かないように注意する。

2
痛むほうの脚から踏み出す

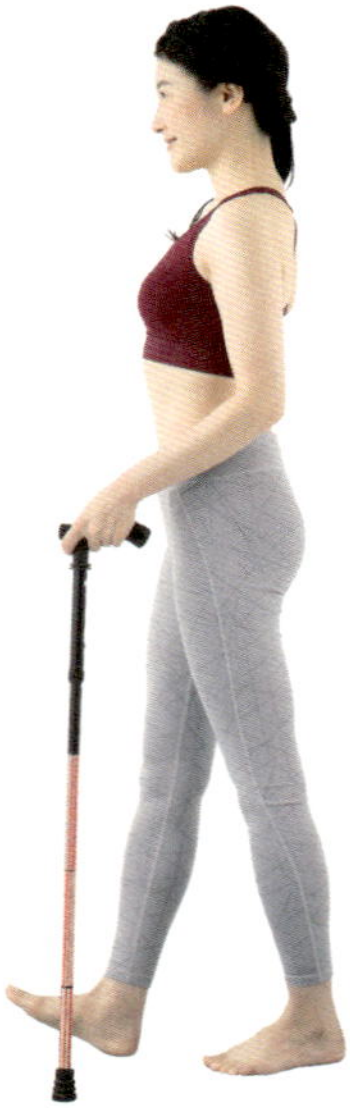

痛むほうの脚から前に踏み出し、杖をつくタイミングに合わせて、かかとから地面につく。その瞬間に体重を移動する。

3
足裏全体に体重を乗せる

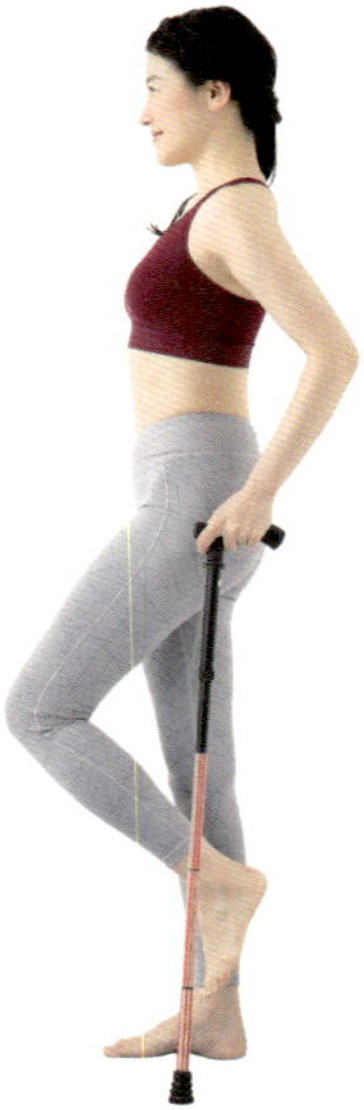

後ろ脚を脱力しながら引き寄せつつ、地面についている足裏全体に体重をしっかり乗せて“フラミンゴ”のような状態になる瞬間を作る意識を持ちながら前進。反対の脚を踏み出す際も、かかとから地面について進む。

第2章

股関節の痛みは自分で治せる！

日本人は〝股関節によくない生活〟をしている

腰痛やひざ痛などと比べ、股関節痛には〝マイナーな関節痛〟という印象を持っているかたがいるようです。しかし、それはとんでもない勘違いです。

股関節痛の主な原因とされているのは、**変形性股関節症**という疾患です。この変形性股関節症の国内患者数は、推定でも400～500万人と言われています。初期の段階では、**「自分の体に現れている痛みは股関節トラブルによるもの」とわからない人もいるため、潜在的には600万人以上**が股関節痛を抱えているとみていいでしょう。

それではなぜ、これほど多くの日本人に、股関節痛が起きているのでしょうか。

私は、一般に指摘されている加齢や肥満などのほかにも、日本人独特の**「生活文化」**や**「生活スタイル」**が股関節痛を引き起こす要因になっていると思います。

少し思い出してみてください。

日本では昔から、「両脚をおおっぴらに開くのは下品」と教えられ、特に女性には脚を広げない習慣、つまり、**無意識のうちに脚を内側にひねるように閉じておく習慣が根づいています。**

そのせいか、立っているときや歩いているときには内股傾向があり、床に座るときも「横座り」や「ぺちゃんこ座り」をしてきたかたも多いはず。横座りとは、両脚をぴったりそろえて横に出す座りかた。ぺちゃんこ座りとは、正座の状態から両脚のひざ下だけを左右に広げ、おしりを床に着ける座りかたです。

そして近年では、両ひざを突っ張りながら内股にしたポーズで自分の写真を撮ることが、若い女性たちを中心に流行しています。その理由は、「脚が細く見えるか

股関節の「内旋」の状態を作る要因	
昔からの要因	奥ゆかしさや着物文化など「日本人女性特有の生活習慣」、ぺちゃんこ座りや横座りなどの「幼少期の癖」によって、脚を外側に広げていない
現代的な要因	「運動不足」「座っている時間が長い」「おしりの筋肉を使わない」「ハイヒールをよく履く」などの習慣で、脚を外側に広げる筋力が低下している
その他	「医療機関からの安静指示」などで痛みをかばう動きばかりが習慣化してしまうと、無意識のうちに体は内向きになり、股関節も内旋する。また、「骨盤の前傾の度合いが強い」「運動選手によく見られる使いすぎ」というケースでも、股関節は内旋しやすくなる

ら」なのだそうです。

こうした生活文化のもとに暮らしてきた人は、自分では気づいていなくても、股関節を内側にひねる癖がついた状態＝股関節の「内旋《ないせん》」の状態で生活することが多くなります。

このような「日本人女性特有の生活習慣」や「幼少期の癖」による股関節の内旋は、典型的な変形性股関節症につながっています。

さらに、現代人の運動不足によるおしりの筋力低下によっても、股関節の内旋状態が作られてしまい、痛みを引き起こしています。そのほかにも、股関節の内旋を作る要因はさまざまにあり、トラブルを生み出しているのです。（右ページの表を参照）。

内股の癖、長時間座る習慣で股関節周りの筋肉を酷使

股関節の痛みを最初に感じる主な理由は、ずばり「筋肉の問題」です。

変形性股関節症に関する一般的な説明で、〝**加齢などによって関節内の骨どうしの隙間が狭くなることで痛みが出る**〟という内容が知られていますが、**「ことの起こり」は筋肉なのです。**

なかでも、皆さんに注目していただきたいのは、**「筋肉を使いすぎている」**とい

うことです。

筋肉の使いすぎは、激しい運動をするときだけに当てはまるものではありません。とりわけ股関節周辺の筋肉では、**普通に生活しているつもりでも、使いすぎていることが多いのです。**

立つ、歩く、立ち上がるなどの日常動作を**脚を内側にひねって行う癖があると、筋肉を働かせ続けているのと同じ状態にあるのです。**ですから実は、股関節周りの筋肉の使いすぎになっているのです。

また、「毎日長時間座っている」「立つときも歩くときも前傾姿勢」という場合も、特に**股関節の前側（おなか側）の筋肉を圧迫・収縮させ続ける**ことを意味しますから、やはり使いすぎということになります。

こうして使いすぎた筋肉は、疲弊し、固まったような状態になり、**その硬直化が**

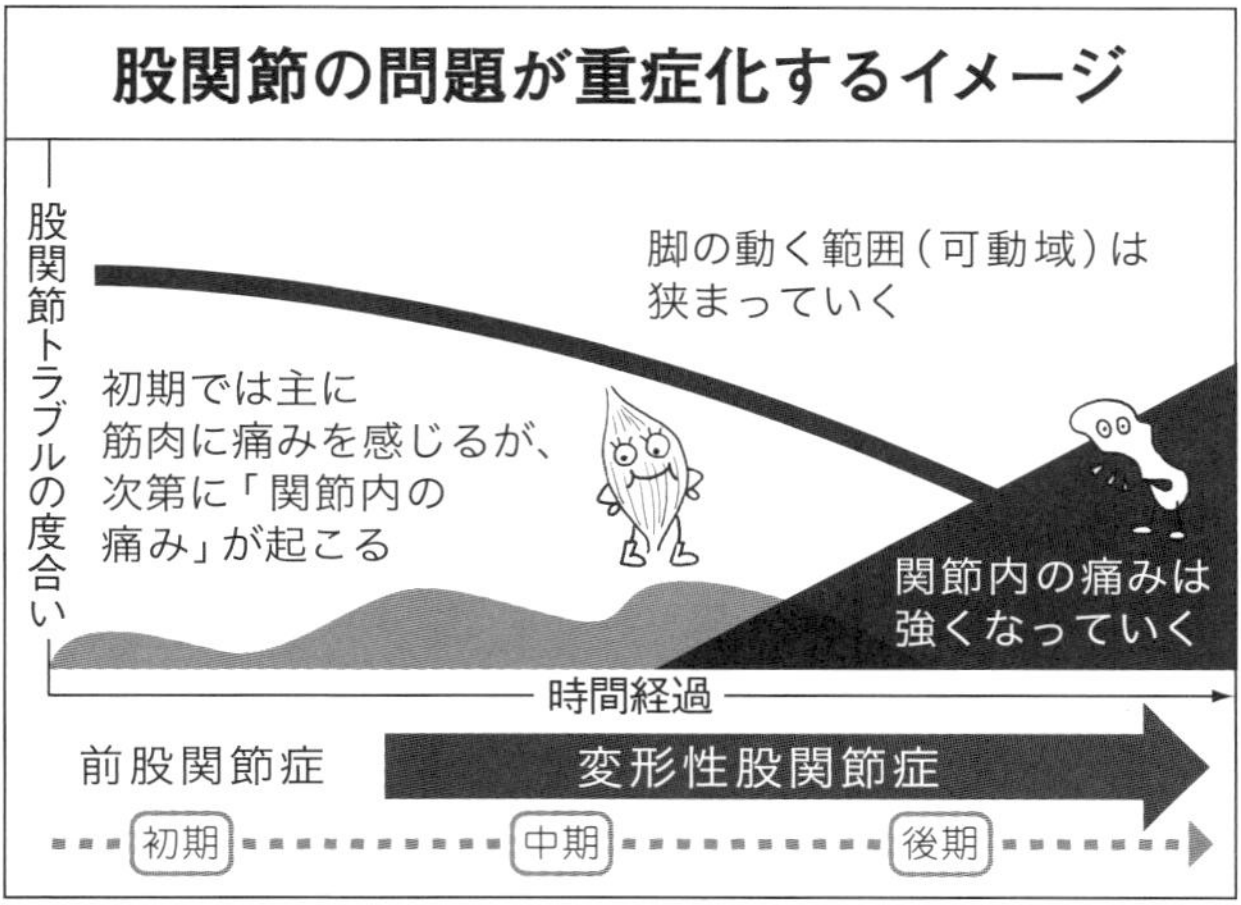

股関節トラブルは、「関節の外」から徐々に「関節の中」へ広がっていく。

〝痛みのもと〟になっているわけです。

肩や首周辺の筋肉が固くなったとき、肩コリ・首コリとして痛みを感じるケースと似ていると言えば、おそらくご理解いただけるでしょう。

ですから、「股関節が痛い」「違和感がある」と感じ始めたころならば、**問題の主な根源は筋肉＝「関節の外」**にあるわけです。そのため、この段階の股関節痛は、主に運動したときに感じることが一般的です。

とはいえ、その状態を放っておけば、

筋肉はいっそうガチガチに固まり、股関節の動く範囲（可動域）は狭まっていきます。

そして**次第に、トラブルは「関節の中」まで広がっていき、骨が変形したり、関節の隙間が狭くなったりして、痛みが増幅・慢性化してしまうのです**（55ページの図を参照）。

筋肉のコリと衰えが股関節の異常を引き起こす

そのうえ、脚を内股にする習慣は、筋肉の硬直化のほかにも、股関節トラブルを悪化させる要因になっています。

そもそも股関節という関節は、骨盤のくぼみにある部分（臼蓋《きゅうがい》）に、太ももの骨（大腿骨）の先端にある丸い部分（大腿骨頭《だいたいこっとう》）がはまった構造をしています（22ページのイラスト参照）。ひとことで言えば、**骨盤の凹部分に、太ももの骨の凸部分がすっぽりはめ込まれた形になっている**ということです。

ところが、内股で長く生活していると、凹と凸のはまり具合にも問題が生じます。内股は、それだけでも「大腿骨が前方の内側にねじられた状態（前捻《ぜんねん》）」なのに、コリ固まって収縮する力ばかりが働くようになった筋肉が、太ももの骨を前へ前へと引っ張ってしまいます。

どういうことかと言うと、**骨盤の奥にしっかり収まっていた太ももの骨の先端が、前方の位置へ少しずつズレてきてしまう**のです。

それだけではありません。

臼蓋と大腿骨頭の表面は「関節軟骨」という弾力性のある組織で覆われていて、体重の負荷や地面からの衝撃を和らげているのですが、臼蓋の関節軟骨は凹の形の奥のほうでは厚く、手前は薄くなっているという特徴があります。
そのため、単に太ももの骨の先端が前方へズレるだけでは済まされず、**負荷や衝撃に関節軟骨や関節唇が耐え切れず、すり減りやすくなる**リスクまで出てくるのです。

もちろん、筋肉の量が減ってきたり、機能が低下したりすることも、股関節にとっては大きなマイナスです。

それは、すでにお話ししたような筋肉のコリという問題だけではありません。筋肉が股関節を動かし、関節軟骨と同様、周りで負荷・衝撃を緩和する役割も果たしているだけに、これらのメカニズムに障害が起こる可能性も高めるからです。

これらのマイナス要素が、変形性股関節症の発症・進行を助長するのは改めて言うまでもないでしょう。

変形性股関節症の前段階なら〝早めのケア〟で不調は消える

ここまでの内容で、筋肉に起こった問題が、股関節痛や変形性股関節症の発症・進行と密接に関係していると納得いただけたと思います。

具体的な痛みの変化などに話を移したいところですが、「股関節痛・変形性股関節症と関連深い」と従来から言われている病気がいくつかあります。整形外科や総合病院などで、その疾患を指摘された人も少なくないはずなので、以下にご説明します。

●臼蓋形成不全（寛骨臼形成不全）

「臼蓋」とは、骨盤のうちの腸骨にある、凹形のくぼみの部分です。22ページのイラストにあるように、この臼蓋に、大腿骨先端の丸い大腿骨頭がはまる構造になっています。

ただし、日本人、特に女性では、臼蓋のくぼみが浅くなっていることが多々あります。そのため、股関節のトラブルが起こりやすく、変形性股関節症になりやすいことから、整形外科的には変形性股関節症の前段階として**「前股関節症」**と位置づけられています。また、臼蓋形成不全のかたでは、大腿骨が前方の内側にねじられた状態（前捻）になっている場合が多いというデータも報告されていますから、注意が必要です。

●股関節唇《しん》損傷

「股関節唇」とは、今お話しした臼蓋を縁取りするように取り巻いている、軟骨組織です。ですから、臼蓋のくぼみとともに、大腿骨頭を包み込んで安定させ、負荷・衝撃を吸収する役割も担っています。例えるなら、食品保存用のプラスチック容器の蓋《ふた》についている、ゴムパッキンのような存在です。

この股関節唇が、激しい運動や加齢などの影響で損傷すると、ときに**関節の引っかかりが起きるようになり、それが内部の神経を刺激**して痛みを感じるようになります。

●先天性股関節脱臼

これは、股関節が生まれつき緩く、出生前後に関節が外れてしまう状態を指します。母胎内での脚の位置や、産道を通るときの圧迫などが脱臼につながるというのが定説です。

ただ、最近の研究では、生後の乳児期や幼少期でも、おむつの当てかた・抱っこのやりかた次第で脱臼してしまうため、すべてを含めて「発育性股関節形成不全」と呼ばれることもあります。

専門的にはほかにもいくつか挙げられますが、主なものは上記3つの疾患です。

そして、せっかくのこの機会に知っていただきたいのは、これらの疾患で現れる症状が、**変形性股関節症の初期と似ている**ということです。

現在ある痛みや違和感などの症状を解消するには、病気のレベルを考慮しても、20ページで書いたとおりに**「股関節痛Aタイプ」**に分類するのがふさわしいわけです。

ここでなにもしなければ、不調をずっと抱えたままでしょう。それどころか、**ほんとうに変形性股関節症になり、いっそう強い痛みに襲われる**と予測できます。だからこそ、この段階での〝早めのケア〟をしておくべきです。

それはつまり、第1章にある各種セルフケアを実践し始め、第5章のような日常生活の改善を図るということ――。そうすれば、股関節の健康を取り戻せて、今ある痛みや違和感を解消させることができるのです。

実際に私の経験上、ここまでの段階の患者さんならば、**95％以上の人が痛みの解消・改善**を実現し、股関節の動きかたも大幅によくすることに成功しています。**股**

関節唇損傷で手術の宣告を受けた人たちでは、１００％が痛みから解放され、手術を回避しています。

進行した変形性股関節症もセルフケアで撃退できる！

すでに変形性股関節症の診断を受けている場合も、考えかたは同じです。

変形性股関節症の初期の段階なら、前項で触れた3つの疾患と同じく、**「股関節痛Aタイプ」**に相当します。基本的には、日常生活を送るうえでの大きな問題はないはずです。

もちろん、股関節を動かしたときにときどき現れる痛み・違和感によって、不安や恐怖を感じることはあるでしょう。なおさら、ご自分の股関節と真剣に向き合い、最適なセルフケアでいち早く対処をすべきです。

「まだまだ初期だから」などと、油断してはいけません。甘くみていると、次の段階の中期へいつのまにか進行してしまいます。これまで患者さんと接してきた経験からすると、**初期から中期への進行は、他のステージ間の進行よりも早い**印象があります。

ただし、ここからきちんとしたケアを継続していれば、痛みや違和感を**自力ですぐに改善・解消**させられるレベルでもあるのが特徴です。

中期のかたに共通して言えるのは、「これまで普通にできていた動作がしづらくなってくる」という症状です。痛みを感じる頻度も、「ときどき」から「いつも」という慢性痛に変わってきます。典型的な変形性股関節症の範囲に入ったということです。本書では、この段階以降を**「股関節痛Bタイプ」**としています。

変形性股関節症についてよく説明されている「股関節の構造上の変化」は、ここから目立つようになります。

具体的には、関節軟骨の弾力性が低下し、すり減っていく度合いが増していくことで、関節内の隙間が狭くなっていきます。また、骨の一部が変形して、**骨棘**《こつきょく》（トゲ状の突起）や**骨嚢胞**《こつのうほう》（骨表面の小さな穴）ができるようにもなります。そして、痛みが増幅していくのです。

最終段階の末期は、「これまでできていた動作ができない」というレベルです。左右の脚の長さの差（脚長差《きゃくちょうさ》）を感じるようになるのも、この頃です。

関節内では、軟骨の損傷が激しく、球状だった大腿骨頭がおまんじゅうのような形になることもあります。最終的には、関節内の隙間がほぼなくなり、骨と骨が直接ぶつかるようになって、通常は激しい痛みに悩まされるようになります。

ただ、皆さんに、ぜひ知っていただきたいことがあります。

実際には、こうした**段階順に進行するケースばかりではない**のです。レントゲンの画像検査結果で末期と診断されたかたでも、かなり自由に動けたり、ほとんど痛みを感じなかったりする患者さんもいらっしゃいます。一方、**画像上では初期と診断された人でも、強い痛みを抱えている患者さんもいらっしゃいます。**

さらに言うと、股関節の不調が最初に現れる原因＝筋肉のコリ・張り・硬直などは、画像だけをいくら見ても、いっさいわかりません。にもかかわらず、繰り返しお話ししてきたとおり、筋肉の問題が股関節トラブルに大きな影響を与えているのは紛れもない事実なのです。見逃していいはずがありません。

ほんとうに股関節痛を完治させるには、関節の中を写した画像、その検査結果に基づいた進行ステージばかりを重視していても、明らかに不完全です。関節外にある筋肉の状態、さまざまな場面での股関節の動きかたの変化、普段の姿勢などにも、絶対に目を向ける必要があります。18ページのチェックテストには

３つの進行段階がありますが、あれは**画像検査結果に基づいた進行ステージ**と、**実際の症状**が合致しているかを確認するための目安です。より重要なのは、各チェック項目の内容と、タイプ分類です。

このような〝幅広い目〟を持ち、ほんとうに効果のあるセルフケアに取り組めば、整形外科で**末期と宣告されたかたでも手術を受けず、痛みを大幅に軽減することは可能です。**

その実例は多数ありますが、ほんの一部を第４章の症例集の中でご紹介しています。後ほど目を通して参考にしてください。

手術は絶対に必要なものではなく「最後の最後の手段」

股関節の分析は、専門家でも比較的難しい分野とされています。

腰やひざなどと比較して専門書は少なく、変形性股関節症の患者さんに対する医師の治療法・対応も、「診断後の速やかな手術」か「安静にして経過観察」かの対応でたいてい済まされています。

悲しいことですが、本書のチェックテストで**初期に該当するレベルの人でも、今の日本では手術をすすめられることもある**という現実があります。

こうした状況に、多くの人たちはストレスを感じています。手術という大きな選択を迫られた人はなおさらです。

私が開設している股関節専門のリハビリサロンでも、

「手術なんて、怖くて受けられない」

「担当医は『手術をすればすぐよくなる』と言うけれど、ほんとうだろうか」

「知り合いに、手術を受けても痛みが消えていない人がいる」

といった声が、患者さんたちからよく聞かれます。

変形性股関節症の手術を大別すると、3種類があります。
それぞれを、ごく簡単にご説明しましょう。

①人工股関節手術

太ももの前側あるいは横側を8~20センチ切開して、現在の股関節を人工関節に置き換える手術です。人工関節の製品としての質が向上し、術後の痛み・可動域の改善は期待できますが、患者さんの骨の状態の変化や人工関節の緩みなどによって、複数回の手術が必要になることもあります。

また、左右の脚の長さの差（脚長差）などの症状が、手術後に現れるというリスクもあります。

②骨切《こつき》り手術

人工関節は使わずに、患者さん本人の骨を切ったり削ったりして、股関節の形状をできるだけ正常な状態に近づけようとする手術です。

骨盤（臼蓋）側の手術と、大腿骨側の手術が何種類かありますが、いずれも手術後の痛み・しびれなどが続くケースはよく見受けられます。脚長差が現れることも少なくありません。切った骨がしっかりとつく（癒合《ゆごう》する）までには時間が必要で、リハビリ期間も長期にわたります。

③股関節鏡《きょう》視下《しか》術

股関節に小さな穴を数カ所開け、そこから内視鏡を入れて関節内をきれいにする手術です。比較的軽度の股関節痛、股関節唇損傷の患者さんに対して行われることが増えてきた手術法です。

体への負担が少ない手術法とされていますが、現在までのところ、さまざまな合併症・後遺症が報告されています。私のところには、「日常動作の改善はほとんどみられない」といった声が多数寄せられています。

このように、何種類もある手術法のいずれにも、メリットとともにデメリット・

リスクがあることは忘れないでください。

「はじめに」でもお話ししましたが、どうしても手術が必要な変形性股関節症のかたがいるのは事実です。

それは例えば、きわめて短期間に症状が悪化するという稀なケースで、関節内に血液や関節液がパンパンに充満することなどがある**「急速破壊型股関節症」**の患者さんなどです。また、整形外科などで末期と診断されたうえ、ほんとうに耐えられない痛みがあり、どのような動作もできないかたも当てはまるでしょう。

こうしたかたがたは、担当医とのコミュニケーションを密にし、手術のタイミングを逃さないことがたいせつです。

ただし、これらに当てはまらない大部分のかた、つまり**変形性股関節症の約9割**のかたがたにとって、**手術は絶対に必要なものではありません。**「最後の最後の手段」と考え、ご自分にできるだけのことを存分にやっていただきたいと思います。

その「できるだけのこと」とは、股関節トラブルが発生するメカニズムに基づき、効果が立証されている**保存療法・運動療法**です。第1章でご紹介したセルフケアの方法は、まさにその点をきちんと考慮し、実践を積み重ねた末にまとめ上げた集大成なのです。

次の章では、そうしたセルフケアが効果をもたらす秘密を公開します。一読していただければ、きっと納得していただけると確信しています。

第3章

なぜ、簡単ストレッチ&体操で痛みが消えるのか

「前はほぐす」「後ろは刺激する」が鉄則

ここからは、私がおすすめするストレッチや体操（第1章参照）が、痛みなど股関節トラブルの解消にどのようなメカニズムで働くのかについてお話しします。

すべてに共通するポイントは、2つあります。

1つ目のポイントは、**「緊張してコリ固まった筋肉はほぐし、量や機能が低下している筋肉は刺激する」**ということです。

無意識のうちに硬直化した筋肉が、いかに股関節にとってよくないか——。この点については、第2章で詳しくご説明しましたね。コリ固まった筋肉は、股関節の痛みの発端であり、動く範囲をどんどん狭めていく要因でもあります。こうした筋肉の状態は、股関節の前側（おなか側）で起きることが一般的です。

また、筋肉の量や機能が低下することも、股関節の動きかた、クッションの役割などに悪影響を及ぼすことをお伝えしたと思います。こちらは通常、股関節の後ろ側（おしり側）で起きていることです。

そして実は、股関節痛を抱えている人のほぼ全員が、**「前側がコリ固まる」「後ろ側が衰える」**という状態に陥っているのです。「前側の筋肉は収縮しっぱなしで伸びない（弛緩しない）」「後ろ側の筋肉は働くことすらしない」と言い換えてもいいでしょう。

とにかく、こうなると、「骨盤の奥に収まっていた大腿骨の先端部分が前方へズレる」という現象は非常に起こりやすくなります。

前側の筋肉が緊張・収縮して固まっていけば、付着している大腿骨に前方への力が働くのは当然です。

ここで、後ろ側の筋肉が元気な状態で働いていれば、大腿骨には反対方向＝後方への力も働くので、〝大ピンチ〟は避けられます。しかし、現状のままでは、変形性股関節症の進行を許すことになってしまうのです。

こうした危機的状況を脱する答えは、きわめてシンプルです。緊張・収縮・硬直している前側の筋肉をほぐして緩め、量・機能が低下している後ろ側の筋肉を刺激して活性化することです。ひとことで言えば、**「前はほぐす」「後ろは刺激する」**が鉄則で、股関節の前後にある筋肉のバランスを取る必要があるということです。

第1章にある股関節痛対策は、もちろんこの鉄則に沿ったものばかりです。しかも、実践と検証を積み重ね、ターゲットになる部位や筋肉を厳選して、皆さんが簡単・安全に効果を実感できるようにしています。

もちろん、ストレッチや体操を継続しているうちに、**大腿骨が骨盤の奥へ収まっていくメカニズムが機能するようになる**のです。

おしりにエクボができるように意識しよう！

第1章の股関節痛対策における重要ポイントの2つ目は、「おしりエクボ」を作るようにしている点です。

おしりエクボとは、おしりの下のほう（おしりの穴があるあたりの高さ）の左右の位置にできる、少し大きめのくぼみのことです（79ページのイラスト参照）。

前項で私は、「股関節の後ろは刺激するのが鉄則」とお伝えしました。その刺激という言葉をもう少し具体的に言うと、おしりの下のほうにある筋肉を全体的に働かせ、筋肉本来の動き＝収縮と弛緩ができるようにするということです。

そして、その動きをきちんとできている目安が、おしりの穴をきゅっと締めたときに自然と現れるエクボなのです。

「私のおしりはペタンコで、筋肉がないからエクボなんてできないわ」とおっしゃるかたもいるかもしれません。

しかし、そうした人こそ、おしりのエクボを意識するようにしてください。

おしりの穴の左右の位置を手で触りながら、きゅっとおしりに力を入れると、ほんの少しでも筋肉が盛り上がる感じを得られると思います。

現時点では、おしりの左右にエクボはできていないかもしれませんが、その動きをできるだけ継続していけば、エクボは現れてくるものです。

おしりエクボを、あなたの目指すところのイメージとして持っていただきたいと思います。

繰り返し言いますが、おしりにエクボを作る動きは、**股関節の後ろ側で量や機能**

これが理想の「おしりエクボ」

おしりの穴をきゅっと締めたとき、
左右に凹みができていればOK！

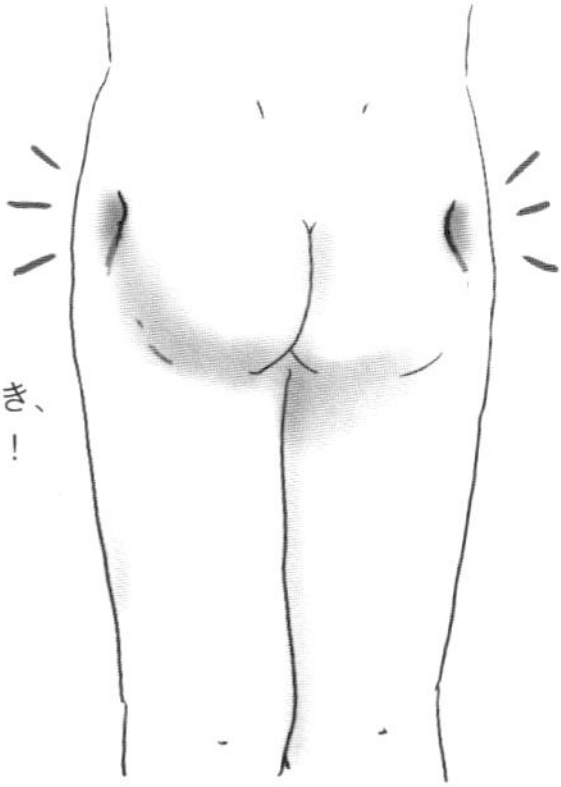

が低下していた筋肉を蘇らせることです。

そして、股関節痛のタイプ別にいくつものメリットが得られるよう、その動きにバリエーションをもたせてまとめたのが、第1章にある**「おしりエクボ体操」**なのです。さらなる詳細は、以降でご説明していくことにしましょう。

また、順を追ってお話ししますが、**筋肉ほぐし・ストレッチ・おしりエクボ体操**のすべてが安全で、痛みの解消や改善に大きな効果があります。ですから、〝いつもどおりの痛み〟があっても、過剰に不安にならずに実践してみてください。そのほうが、なにもせずにいるよりもいい結果をもたらします。

もともと股関節が固い人も柔らかい人も、変形性股関節症になりえます。そのため、固い人は「できるだけ柔らかくする」、柔らかい人は「おしりエクボ」を作る筋肉で股関節を正しい位置で支えられるようにする」と心がけましょう。


痛みがあるときに「おしりエクボ体操」をする場合は、痛む箇所を指で軽く押しながら行うことをおすすめします。

痛みがあるところの筋肉は、本来果たすべき収縮・弛緩の機能が働いていません。そこを指で押してあげると、その刺激に筋肉が反応し、働き始めます。痛みもかなり緩和し、体操をスムーズに実践できます。

痛みの元凶をしっかり取り除く特効ケア

「筋肉ほぐし（26〜29ページ）」は、股関節痛のAタイプ・Bタイプの両方におすすめするセルフケアです。

股関節周辺でコリ固まった筋肉は、再三お話ししてきたように痛みの発端です。身近なグッズを使い、自分の体重を利用することによって、痛みの元凶をうまく取り去ることができます。


実際にほぐすところとして挙げているのは、**「中殿筋」「大腿筋膜張筋」「大腿直筋」**という筋肉です。

いずれも、変形性股関節症患者の歩きかたを科学的に分析した結果として、重点的なケアをすべきことが判明済みの筋肉です。さまざまな筋肉に電極をつけたうえで、歩行時の筋肉の活動具合を調べると、これらの筋肉は過剰に働いていることがわかっています。

つまり、変形性股関節症のかたは、そうでないかたと比べて、前記した3種類の筋肉が余計に働きすぎる動きのパターンになっていて、それらの筋肉が緊張・収縮・硬直しやすいのです。

だからこそ、適切にほぐせば、股関節の動きが正常になり、痛みも消えていきます。人によっては、**これだけで痛みが消えることもある特効ケア**です。

また、股関節の痛みが強く、「とにかくこの痛みをどうにかしないと体操なんてできない」という場合には、この筋肉ほぐしを真っ先にやってみてください。それだけで、ガチガチに固まった股関節周りがリラックスし、痛みはかなり楽になるはずです。

しかも、筋肉ほぐしをあらかじめ行い、コリ固まった筋肉を柔軟にしておくと、その他のストレッチや体操の効果はいっそう高まります。

セルフチェックで初期や中期の段階に当てはまったかたは、この3つの筋肉のいずれか、または3つのなかの複数の筋肉に痛みが現れるはずです。

その一方、後期に相当したかたのなかには、痛む箇所があちこちにありすぎて、どこが痛いのかよくわからないような状態になっているかたもいるでしょう。

しかし、痛みには〝大もと〟があります。それこそが、**中殿筋・大腿筋膜張筋・大腿直筋**の３つの筋肉ですから、これらにセルフケアを施すと、股関節周辺にボワーッと広がっていた痛みが消えていくはずです。覚えておいて損はありません。

なお、中殿筋は、おしりのほぼ全体を覆っている「大殿筋」の奥にあるのですが、中殿筋のさらに奥には「小殿筋」という筋肉があります。また、大腿直筋のほぐすポイントは、細かく言うと筋肉最上部の腱《けん》（筋肉と骨をつなぐ部分の繊維組織）なのですが、こちらの奥にも「**腸腰筋《ちょうようきん》（腸骨筋《ちょうこつきん》・大腰筋《だいようきん》・小腰筋《しょうようきん》から構成される筋肉複合体の総称）**」という筋肉があります。そして、小殿筋や腸腰筋にも、おしなべてコリ固まりやすいという特徴があります。

ですから、**中殿筋をほぐせば小殿筋も、大腿直筋の最上部をほぐせば腸腰筋も、**

自動的にほぐせることになります。

小殿筋と腸腰筋は、体のかなり深部にあるため、ほぐす作用が直接的には届かないこともあるかもしれません。それでも、重なり合った筋肉では、「上をほぐせば下もほぐれる」という好影響が及びますから、異常に強い力をかける必要はありません。

ほぐすときの強度の目安は、イタ気持ちいい程度。力加減は、最大限を10とすると、その半分の5ぐらいの力で、十二分の痛み解消効果があります。

股関節にあえて〝苦手な動き〟をさせると効果的

股関節痛がある人の多くは、日常的に動くとき、内股パターンに陥りがちです。脚を内側へひねるように動かすことを「内旋」の動きといいますが、この内旋の動きを知らず知らずのうちに繰り返しているわけです。

すると当然、内旋の動きを作り出す筋肉は使いすぎになり、「筋肉の疲弊→硬直化→コリ・張り・痛みの発生」へとつながっていきます。

さらに言うと、筋肉が硬直化することで内股の状態が定着してしまい、股関節の状態がどんどん悪くなっていきやすい状態になってしまいます。

こうした問題を解決できるのが、「あぐらストレッチ（30ページ）」です。

あぐらの状態から、両ひざを床に向けて小刻みに広げていくと、内旋とは正反対の動き＝「外旋《がいせん》」の動きをすることになります。左右の足の裏をつけて行うのは、脚を外側へ向けてひねるように開く外旋の作用を高めるためです。

こうして、いつもしている〝得意な動き〟の内旋とは逆、つまり〝苦手な動き〟に当たる外旋の動きを繰り返すことで、**固まっていた筋肉は伸び、柔軟さを取り戻**

します。そのため、痛みの軽減や、動く範囲（可動域）の拡大にも効果的なストレッチなのです。

また、普段から内股パターンになりがちな動きの癖を矯正する効果も、じゅうぶんに期待できます。

注意していただきたいのは、上半身を前方に傾けないこと。そうした体勢を取ると、股関節の前側（おなか側）が圧迫されて〝詰まった状態〟になるので、せっかくの優れた効果が半減してしまいます。

実践するときは、股関節の前側を圧迫しないよう、上半身を後方へ傾けるようにしてください。そうすれば、股関節トラブルを解消するメカニズムがしっかり機能します。

おしりエクボ体操で〝股関節の総合力〟をアップ！

股関節痛Aタイプのかたには、「**①骨盤動かし体操**」「**②つま先立ち体操**」「**③しっかりしゃがみ立ち体操**」という、3種類の**おしりエクボ体操**をご用意しました。

おしりエクボがどのようなものかについては、すでに77ページでご説明しましたね。ですから、ここでは主に、3つの体操が優れた効果を発揮する理由・メカニズムに話を絞りたいと思います。

まず、3つの体操を実践すればわかりますが、世間一般で言う「筋トレ」よりはかなりやりやすく工夫してあります。

①→②→③の順で、運動の強度は少しずつ高まっていきますが、変形性股関節症

でAタイプのかたの状態をじゅうぶんに考慮し、理想的な体操になっています。無理なく安全にできることは間違いありません。

また、股関節の健康をしっかりと作るため、体操ごとに異なった角度からアプローチしつつ、最適なレベルの力で行える方法をご紹介しています。つまり、それぞれの体操ごとに、以下のような違った狙い・目的が秘められているのです。

①骨盤動かし体操（32ページ）

この体操の主な狙いは、**股関節が本来使うべき筋肉**を、自らの体と脳に意識させることです。少し専門的になりますが、神経回路の流れをよくして筋肉を働かせる、「筋機能再教育」という目的があるのです。

変形性股関節症のかたでは、股関節が動く際に発揮されるはずの力が、ほとんど生まれていません。**なぜなら、主に股関節の後ろ側、とりわけおしりの下部の筋肉が怠けた状態になっているから**です。

ですから、まずはおしりをきゅっと締め、股関節が本来使うべき筋肉を体と脳に意識させるというわけです。

また、この体操で動かすのは骨盤だけですが、こうして骨盤を上手に操れるようになれば、股関節周りの筋肉を正しく働かすことができます。

股関節とは、上の部分＝骨盤と、下の部分＝大腿骨によって、構成されている関節です。一般に医療機関では、骨盤に対して下の部分＝大腿骨の側だけを動かす運動が主に指導されますが、すでにお話ししたように、脚の付け根の筋肉は常に緊張していて、疲労困憊の状態です。そのような状態で大腿骨側をガンガン動かしてしまうと、人によっては痛みが増すことがあります。

一方、この体操によって、骨盤を自在に操れる術を身につければ、立ったり歩いたりする際の筋力を自然と獲得できるのです。

ちなみに、股関節痛Aタイプのかたでは、骨盤の過度な前傾や反り腰が目立ち、これらが腰痛の原因になっています。そのようなケースにも骨盤動かし体操は有効で、実践すれば腹筋にも適度な刺激が入り、腰の柔軟性も増すため、腰の痛みからも解放されるのです。

骨盤を動かすことによって、股関節周りに「働きましょう」というシグナルを送り、おしりの奥のほうの筋肉を働かせる。さらに、大腿骨の骨頭が臼蓋にすっぽり収まるようなイメージができる――。こうなれば、この体操の目的は達成できたも同然です。

②つま先立ち体操（34ページ）

つま先立ち体操の主な狙いは、「筋持久力」を養うこと。つまり、立っているときの姿勢の維持や、普通に歩く動作などで、股関節周りの筋肉に必要な持久力をつけさせる体操です。

この体操も、正しいやりかたで行えば、自動的におしりエクボを作ることができます。また、つま先立ちの状態をキープすることで、おしりの下部の筋肉とともに、ふくらはぎや太ももの筋肉にまで持久力が養われます。

つま先立ち体操をせっかく実践されるなら、かかとを下ろすときにもおすすめしたいことがあります。

股関節が痛い人は、基本的には痛みを避けようとして重心が前寄りに偏り、前傾姿勢になっています。これを矯正するには、前寄りの重心を後方へ引き戻す必要があります。その練習になるのが、かかとをゆっくり下ろすとき、おしりエクボを逃さず、**足裏全体からかかとにかけての位置に7割ぐらいの体重をかける**意識を持つことです。その状態で立ったときの感覚を、体にしみ込ませてしまいましょう。

そうすれば、日常生活で立っているときや歩いているときの姿勢は、がぜんよくなっていくはずです。

③しっかりしゃがみ立ち体操（36ページ）

残る1つ、しっかりしゃがみ立ち体操の主な狙いは、「筋瞬発力」をつけることです。つまり先立ち体操の持久力に対し、こちらは股関節を含めた下半身全体の瞬発力を養うので、イスからの立ち上がりや、階段の昇り降りをスムーズにこなせることに直結しています。いわゆるスクワットで鍛えるような筋肉群を活性化し、ちょっとだけ鍛える〝プチ筋トレ〟です。

また、**かかとをつけた状態から始めるので、しゃがむときは両脚を外側に広げる外旋の動きになり、股関節周りの硬直を解放することにもつながっています。**

こうして〝股関節の総合力〟をアップさせ、痛みのない生活をいっそう引き寄せていきましょう。

注意していただきたいのは、上半身が前や後ろに倒れないようにすることです。特に、上半身を前に倒した状態で行うと、股関節の前側を圧迫することになりますので、気をつけましょう。体操をしている間、骨盤に添えた左右の手で、骨盤が倒れていないかチェックするようにしてください。

なお、全体の1割程度と少数ですが、男性やアスリートの中には「外旋が得意で内旋は苦手」という人もいらっしゃいます。その場合でも、**筋肉ほぐしやおしりエクボ体操**で股関節周りの全体的な筋肉バランスを整えると、内旋運動の改善に効果があります。

タオルを使って、固まった股関節をリフレッシュ

実は、この「**タオルストレッチ（38ページ）**」には、Aタイプの人向けの「**あぐらストレッチ（30ページ）**」と同じ作用があります。

すなわち、脚を内側へひねるように動かす「内旋」のパターンでいつも行動しているため、内股状態で固まった股関節周りを、自力で柔軟にする効果が備わったストレッチなのです。

当然、**股関節の痛みを軽減したり、可動域を拡大したりするうえでも有効**で、日

常的に内股パターンになりがちな動きをリセットするうえでも効果的です。

ただ、股関節痛Bタイプのかたは、Aタイプのかたと比較すると、現時点での股関節周りがより固くなっていることがよく見られます。かなりガチガチの状態で、筋肉の量や質がかなり低下している場合もあります。すると、特に外側へ向かっては、脚をじゅうぶんに開こうとしてもできないということになります。

こうした状況の打破に役立つのが、**細長く折り畳んだバスタオルを足の裏に引っかけるというテクニックです。**

そのまま床に寝て、脚を伸ばし、タオルの両端をつかんだ手を動かせば、股関節がかなり固まった人には最適なストレッチを行えます。

すなわち、両腕の力を利用して、股関節周りを動かすのです。

この方法なら、**誰でも一人で簡単に、股関節に有益なストレッチをすることが可**

能です。股関節の周囲一帯が柔らかくなり、広がっていく気持ちよさを味わってください。

重度でも、安全に痛みを解消へ導く体操

Bタイプの変形性股関節症のかたにおすすめするのは**おしりエクボ体操**は、「**①おしり上げ体操**」「**②イス置きつま先立ち体操**」「**③半分しゃがみ立ち体操**」です。

これらの体操も、Aタイプ向きの3つの体操と同じく、①→②→③の順で運動強度を少しずつ高め、それぞれの体操で違う角度から股関節痛を解消・改善するように考慮しています。

基本的には、各体操に備わった効果は同じものです。

ただし、BタイプはAタイプよりも症状が強く、動ける範囲も狭まっているため、そうした状態にふさわしいアレンジを加えています。

また、実際に行うとき、最大限の効果を得るためのコツなども変わってきますので、以下にご説明したいと思います。

中高年以上のかただと、自分におしりエクボができることを想像できないかもしれませんが、まったく不可能なことではありません。私の患者さんでは、60代でも70代でも、セルフケアでおしりエクボを作り、股関節痛を撃退したかたが何人もいらっしゃいます。**股関節の「外」と「中」の状態がしっかり整えば、おしりエクボは自然と現れてきます。**

①おしり上げ体操（40ページ）

この体操の主な狙いは、88ページでお話しした「**骨盤動かし体操**」の内容とほぼ同じです。おしりをきゅっと締め、自分の体と脳に股関節が本来使うべき筋肉を意識させます。

ただし、股関節痛Bタイプは A タイプに比べ、おしりの下部の筋肉が一段と怠けた状態になっています。そのため、**自分の手でおしりエクボができるのを確認しながら行い**、「この筋肉を使うんだ」と強く意識するようにしてください。

おしりを上げれば、おしりエクボを自動的に作ることができますが、さらにおしりの穴をきゅっと締めるようにすると、効果はいっそう高まります。


また、この体操を行うと、股関節にいい作用がもう1つ働きます。

おしりを持ち上げることで、**股関節の後ろ側＝おしりの下部の筋肉が収縮して鍛えられる**と同時に、**股関節の前側＝大腿直筋や腸腰筋（腸骨筋・大腰筋・小腰筋）を伸ばしてほぐす**ことになるのです。

この章の最初の項でお話しした、「**前はほぐす**」「**後ろは刺激する**」という鉄則をそのまま実現しているということです。

もちろん、やりやすさと安全性も考慮しています。

おしりの下部に添えた手〜腕の力の助けを借りれば、Bタイプで症状が進んでいるかたでも、きちんと行えるはずです。過剰な負担が股関節にかかることもありませんし、おしりを下げるときにもドンと落ちるリスクを避けられるはずです。

②イス置きつま先立ち体操（42ページ）

Bタイプのかたに向けたつま先立ち体操なので、負荷を自在に調整できるようにイスを脇に置いていますが、イスなしで行うつま先立ち体操と基本的な狙いは同じです。すなわち、おしりエクボを作りつつ、つま先立ちの状態をキープすることで、**股関節周りを含めた下半身全体の筋持久力を養う体操**です。立っているときや歩いているときの姿勢改善に効果があります。

左右の脚の長さに違いが出ている場合は、長いほうの脚を基準に体操をするようにしてください。特に、かかとを下ろすときは要注意です。**短いほうの脚に高さを**

合わせると、短いほうのおしりを後方に突き出したり、長いほうのひざが曲がったりと、悪い体勢にならざるを得ません。すると、股関節のためになる効果は半減し、ひざには悪影響が及んでしまいます。

長いほうの脚に合わせると、短いほうの脚のかかとが浮くかもしれませんが、その場合は新たなリスクなどはありません。むしろ、股関節痛Bタイプで特に後期のかたに特徴的な、骨盤の歪みに伴う〝出っ尻姿勢〟の改善に役立ちます。

②半分しゃがみ立ち体操（44ページ）

Aタイプの場合は、しっかりしゃがみ、しっかり立つという動作を反復しますが、Bタイプでのしゃがむ度合いは半分程度でけっこうです。それでも、①おしり上げ体操（40ページ）や②イス置きつま先立ち体操（42ページ）よりは運動強度が若干高いため、イスや壁などに手をかけておき、負荷を調整できるようにしておくのがいいでしょう。

もし、「楽すぎるな」と感じたらイスを外し、反対に「ちょっときついかも」と思ったら両手をイスにかけてもかまいません。

それでも、こうした動きは**筋肉の瞬発力を養う**ことになります。**両脚を外に広げていくので、固い股関節を緩める作用が働きます。**

「フラミンゴ歩行法」なら、痛み知らずで歩ける!

股関節が痛い人の歩きかたには、いくつかのパターンがあります。

①おしりを後方に引き、骨盤を前傾させて、ひざと腰が曲がっている

②内股傾向で、なおかつ小股で歩く

③両脚に常に力が入っていて、脚が突っ張った状態で歩く

④前方に踏み出すとき、つま先から地面に着く

ここまで読み進めてくださった皆さんなら、これらすべてが股関節によくないとすぐにわかったでしょう。

ご自分に当てはまるものもあったかもしれません。①②③には、何度もお話ししてきた**「股関節前側の筋肉の硬直」「股関節後ろ側の筋肉の機能低下」**が関係し、③④には**「痛みに対する恐怖感」**が影響していると考えられます。

とはいえ、立っているときの姿勢だけならまだしも、前記したような格好で歩いていると、股関節の状態をますます悪化させ、痛みを増幅させることになります。

「フラミンゴ歩行法（46ページ）」は、短期・中期・長期のすべての視点から、自信を持っておすすめしている歩きかたです。

そのポイントを、歩く動作の流れに沿って挙げていくと、

❶できるだけ骨盤を立てた姿勢で歩く
❷前方に一歩出るときは、かかとから着く
❸かかとを着くと同時に体重移動をして、前にある脚を伸ばして体重を乗せる

❹後ろの脚は脱力しながら引き寄せてひざを曲げ、フラミンゴの片脚立ちのようなポーズを一瞬作る意識を持つ

という4点になります。

こうして歩くと、脚に体重を乗せたとき、股関節の後ろ側の筋肉を鍛えられ、股関節の前側の筋肉は伸ばすことができます。さらに、フラミンゴの片脚立ちのようなポーズになったときは特に、**「足裏全体から垂直線上に全身が位置している感覚」**を脳にインプットできます。そして、関節の「外」のおしりエクボの働きによって、歩行時にも関節の「中」の奥＝軟骨の厚い位置に大腿骨頭が収まるようになっていきます。継続していけば、股関節への負担が軽減され、歩くだけでストレッチと〝プチ筋トレ〟を繰り返すことになり、いいことずくめなのです。痛み知らずで、立ったり歩いたりできるようになります。

Bタイプのかた、痛みがひどいかたは、杖や手すり、壁などを利用してもかまいません。ゆっくり丁寧に練習して、この歩きかたを身につけていきましょう。

そしてAタイプのかたは、積極的に取り組んでみてください。

第4章

変形性股関節症を見事克服した症例集

医師からすすめられた手術を回避！関節軟骨が再生し、小走りできるほど大改善

50代・女性・パート（股関節痛Bタイプに該当）

「杖なしの生活に戻るには、手術を受けるしかないのでしょうか」

私のもとに初めていらっしゃったとき、そう質問された患者さんです。

これまでの経過をうかがうと、10代のときにまず一度、股関節痛を経験。その後、30代で始めたママさんバレーボールで痛みが再発し、病院の医師から**「変形性股関節症の進行期です」**と言われて、手術をすすめられたそうです。

ただ、この女性には、「自分でできるだけのことはしたい」という思いがありました。そのため、リハビリ施設やマッサージ店などを回ったのですが、結果的に症状は進行。**外出時には2本杖などの歩行補助具が不可欠**になってしまったのです。

このかたの体をチェックすると、股関節周りはカチカチに固まった状態。歩きかたや普段の姿勢など、日常動作のパターンを確認しても、痛みをかばうことを優先してきたため、独特の悪い癖がついていました。

そこで、私の施術やアドバイスを受けつつ、ご自宅では「おしり上げ体操（40ページ）」や「フラミンゴ歩行法（46ページ）」をスタートさせました。

すると、**半年後には、片側の1本杖（T字杖）での歩行が可能**になり、**10カ月後には杖なし**で近所に出かけられるほど回復されたのです。

そして最終的に、杖はまったく不要になり、痛みもほとんど感じなくなり、小走りまでできるようになりました。

筋力のバランスを整え、自信を持って股関節トラブルに対処した賜物です。

病院での定期検査では、つぶれていた骨と骨の間の隙間＝関節軟骨の再生が確認され、医師は驚くと同時に、〝おほめの言葉〟をかけてくれたそうです。

変形性股関節症末期での車イスの状態から、自力で歩いて観劇を楽しむまでに回復！

60代・女性・主婦（股関節痛Bタイプに該当）

このかたは、幼いころに先天性股関節脱臼があると診断され、一定期間の治療を受けていました。しかし、20代で出産後、急速に症状が悪化してしまいました。育児中に続けた中腰の姿勢が習慣化し、股関節に負担をかけたと考えられます。

ご自身でさまざまな運動療法に取り組まれたようですが、動きづらさや痛みは改善せず、ご家族に付き添われて車で4時間もかけて相談にいらっしゃいました。

自力で歩くことはすでに困難で、**車イス**も使うような状態でした。地元・東北の整形外科では、**変形性股関節症の末期**と診断されています。しかし、「なにがなんでも手術だけは受けたくない」とおっしゃっていただけに、「筋肉ほぐし（26ページ）」や「半分しゃがみ立ち体操（44ページ）」、「フラミンゴ歩行法（46ページ）」にとても積極的に取り組まれました。

それまでまったく動いていなかったため、症状が改善するスピードはゆっくりでしたが、それでも股関節の状態は着実に上向いていきました。

車イスに乗っていたのが、**2本杖（ノルディックポール）**で歩けるように。座りながらしていた台所仕事は、少しずつ立って行えるように……。

こうした活動量の増加にともなって、**股関節の痛み**や、脚に現れていた**むくみ**が徐々に改善。4年目を迎えたころには、**1本杖（T字杖）**こそ使うものの、自力で約30分間も歩き続けることができるようになりました。

そして、つい最近には、「私一人で東京の銀座まで行って、歌舞伎を観てきたんですよ」と報告してくださいました。

適切に動くことが大きな効果をもたらした好例です。

200段の石段の昇り降りもスイスイ！恐怖心を自信に変えて痛み・しびれを克服

50代・女性・小学校教師（股関節痛Bタイプに該当）

この女性は、幼少期からあぐらをかけないなど、股関節の可動域に問題を抱えていました。さらに学生時代には、股関節にとってはよくないバドミントンに、国体レベルの活躍をするほど熱中。30代で育児と家事に追われるようになると、股関節の前側が固まって、**脚を伸ばして仰向けで寝ることが困難**に。そして40代でついに、**股関節の激痛**に見舞われるようになったのです。

大学病院で専門医に診てもらったところ、**変形性股関節症末期**との診断。手術を宣告され、ほかの治療法を求めて、私のもとへご相談にみえました。

詳しくお話をうかがうと、変形性股関節症のメカニズムなどほぼわからず、痛みと診断名からとにかく恐怖心が強くなっていました。

そこでまず、この疾患の概要とともに、痛みの発生についてと改善するために必要な内容、体を適切に動かすことの重要性などを丁寧にご説明しました。


これらに納得いただいてからは、持ち前のバイタリティでBタイプにおすすめする**「おしりエクボ体操」**のすべて（40～45ページ）に励まれます。すると約1年後、ご自身もびっくりの出来事が起こりました。旅行中に訪れたお寺で、ふと気づくと200段の石段をスイスイ昇り降りできていたのです。ご本人いわく、これで恐怖心が完全に消え去り、大きな自信がついたということです。

その後も股関節対策を続けた結果、**痛みだけでなく、脚のしびれやむくみも感じなくなりました**。今では、畑仕事に専念できるまでに回復されています。

手術宣告をした大学病院の医師は、このかたの**骨嚢胞《こつのうほう》（骨表面の小さな穴）が消え**、以前にはなかった**関節内の隙間が新たに形成**されている様子を画像検査で確認したことで、手術という言葉をいっさい口にしなくなったそうです。

大腿骨頭壊死による股関節のひどい痛みを自宅でのセルフケアで見事解消！

30代・女性・主婦（股関節節痛Bタイプに該当）

海外在住のこの女性は、**大腿骨頭壊死症**を発症されました。彼女の場合、大腿骨頭の約40％が血流阻害によって壊死していると診断され、人工関節の手術を受けるようにと担当医から宣告されました。

手術は日本で受けることにして、手術日も決まり、一時帰国。しかし直前になって、ほんとうに手術で痛みが取れるのか不安になり、ご相談に来られたのです。

状態を確認させていただくと、手術の宣告をされてから「絶対安静」という医師からの指示を守っていたため、**脚や股関節周りの筋肉には大幅な機能低下（廃用性筋萎縮・廃用症候群）が見られました。**30代の若さでも、筋肉を使わない生活を続けると、すぐに機能低下が起こるのです。

ただ、最も痛みが強い時期は過ぎていたため、これからは安静にしすぎないようにお伝えしました。具体的には、施術をした後、この疾患の特徴を説明しつつ、さまざまな動作をする際の具体的な動きかたの指導を行い、特に主婦業の生活の中で「やっていいこと」「やってはいけないこと」をアドバイスしました。

そして、少しずつでもかまわないので、Bパターンにおすすめするすべての**「おしりエクボ体操（40〜45ページ）」**を実践するようにお話ししたのです。

数日後、不安な手術は受けずに、この女性は日本を発ち、海外生活に戻られました。このかたと次にお会いしたのは、8カ月後です。

そのときには、劇的な変化が現れていました。**痛みはすっきり解消し、杖なしで歩けるのはもちろん、日常動作にも不具合はない**というのです。ご自宅でしっかりセルフケアをした結果が、最大限に現れた例だと思います。

股関節のポキポキ音と痛みが消えた！ 118㎞のウルトラマラソンを無事完走

40代・女性・会社員（股関節痛Aタイプに該当）

「運動が大好きで、健康にもいいと思って続けてきたのに、お医者さんから歩くのも控えなさいと言われてしまったんです」。アクティブなこの女性は、30代から始めたマラソンとフラダンスをきっかけに、股関節痛を発症しました。

当初は、フラダンスで腰を動かした際、ちょっとした違和感がたまにある程度で、さほど気にしなかったそうです。しかし、**股関節からポキポキと音がする頻度が増え**、痛みも伴うようになったため、病院を受診。すると、**「臼蓋《きゅうがい》形成不全」**と**「弾《だん》発《ばっ》股《こ》（ポキポキ、バキバキと音が鳴る症状）」**と診断され、股関節を酷使しているという理由から、歩くことさえなるべくしないようにと言われてしまったのです。

一度の施術でも効果は現れ、股関節から出る音は減少しました。

その後は、「筋肉ほぐし（26ページ）」と、Aタイプにおすすめする**「おしりエクボ体操（32〜36ページ）」**を同時並行的に進めて、4カ月目には股関節周り全体のだるさが完全に解消しました。

ただ、股関節の前側、つまり鼠径部の痛みだけはしつこく残っていたため、以降は大腿直筋に的を絞りました。「固くなっていたらほぐす」「ほぐれていたら少し動かす」「また固くなったら再びほぐす」というケアを、ご本人といっしょに繰り返しました。その結果、**鼠径部の痛みは1年後に見事消え**、すべての不調の解消に成功したのです。

ですから、彼女は以前のように、大好きな運動を再開しています。フルマラソンに毎年出場し、ウルトラマラソン（118km）も無事に完走されました。股関節を痛める原因になったフラダンスも、存分に楽しんでいらっしゃいます。

痛み・関節内の引っかかり感が1カ月で消失！「怖がらずに動いて正解だった！」と大喜び

50代・男性・医師（股関節痛Aタイプに該当）

この男性は、ある日突然、左の股関節に痛みを感じるようになり、その痛みが5カ月間も続いたため、股関節専門外来を受診。**「股関節唇《しん》損傷」**と診断されました。MRI検査の結果、関節に出っ張りがあり、それが引っかかることで痛みが生じていると判明。医師からは、「手術成績は芳しくないので、このまま様子をみましょう」とのアドバイスがあり、「自分でできること」を求めて私のところへいらっしゃいました。

そこで、まずは男性の既往歴をうかがうと、20代でスキー中に転倒し、坐骨神経痛を発症。また過去に2回、左脛骨骨折を経験していることがわかりました。日常動作を見せてもらうと左足重心が癖になっており、これが股関節痛の原因だと判断し、治療を開始しました。

最初の施術で、歩行時の特に激しい痛みは軽減されました。ただ、関節の中が引っかかるような感じはあり、股関節を広げる動きがしづらいようでした。また、歩くときは、蹴り出しのときにだけ痛みを感じる状態でした。

そこで私は、本書にもある**「あぐらストレッチ（30ページ）」**や**「フラミンゴ歩行法（46ページ）」**をお伝えし、練習を繰り返してもらうようにしました。

すると、約1カ月後、2回目の施術のためにお会いすると、関節内の引っかかり感や、残っていた痛みは早くも消失。今度は中殿筋にものすごい硬さの筋肉のコリがあったため、自宅で**「中殿筋ほぐし（27ページ）」**を行うようお伝えしました。

結果、さらに1カ月後には、股関節周りのトラブルはすべてなくなったのです。男性は、「怖がらずに動いて正解だった！」と、とても喜んでいらっしゃいます。

「大腿筋膜張筋ほぐし」と同じ手法でどんな治療も効かなかった股関節痛が即解消！

20代・女性・プロダンサー（股関節痛Aタイプに該当）

「この痛みが消えるならと、いくつもの治療院に通いました。でも、なにをやっても効果がなかったんです」

プロのダンサーとして活躍する彼女は、体が資本。ですから、股関節のトラブルに気づくやいなや、さまざまな治療法を試してきましたが、痛みは一向に改善されず……。最近診てもらった病院で**股関節唇損傷**と診断されたものの、医師からは納得できる改善策を教えてもらえず、私の施術を受けにいらっしゃいました。

この女性を最も悩ませていたのは、ダンスで脚・股関節を大きく外側へ回す際に、脚の前面内側に感じる強い痛みでした。

初めて感じたトラブルは、バレエのレッスン中の**股関節が抜けるような感覚**でした。その後、**股関節から音が鳴る**ようになり、徐々に症状が悪化。最終的に、これらすべてのトラブルが集約したかのように、前述した「**脚を回すときの強い痛み**」が現れたそうです。

しかし、**たった一度の施術だけで、脚を外側へ回すときの痛みは消えてしまいました。**いくつかのケアを行いましたが、大腿筋膜張筋の強いコリが目立ったため、メインで行ったことはその**筋肉をほぐす**というものです。

その内容は、本書にある「**大腿筋膜張筋ほぐし（28ページ）**」と同じメカニズムの施術を、少しだけ専門的なテクニックを入れて行ったというだけです。第1章にあるセルフケア法が、いかに効果的なものなのかを実証している例と言えるでしょう。

優れた作用により、股関節周りの筋肉のバランスが取れ、関節内での股関節唇への引っかかりも起きなくなり、痛みを感じなくなったということになるのです。

人工股関節手術後の違和感が消え、80代でゴルフのフルラウンド再開！

80代・女性・主婦（股関節痛Bタイプに該当）

このかたの場合、長年の趣味として続けていたゴルフの影響で、80代になってから股関節が痛み始めました。そして、**人工股関節手術を受けました。**

その手術ですべてが解決されればよかったのですが、そうはいきませんでした。痛みは改善されたものの、股関節前面の突っ張るような感じと、歩きづらさも感じるようになったのです。私の経験では、人工股関節の手術後に、このような動きにくさを訴える患者さんがかなりいらっしゃいます。

問題は、手術によって生じた脚長差です。短いほうの脚を基準に生活していると、長いほうの脚を外に広げて立ったり、おしりを後方に突き出したり、ひざを曲げたりする体勢になってしまいます。

あまり深く考えず、こうした〝その場しのぎ〟の対応で日々を過ごしていると、このかたの股関節前面の突っ張り感のように、なにかしらの悪影響が現れます。ですから、**「イス置きつま先立ち体操（42ページ）」**などを利用して、長いほうの脚を基準に生活する感覚を養う必要があります。

もちろん、この女性にも、さまざまな場面での脚長差を考慮した対応策をご説明し、このかたの脚長差に応じた歩きかたもお伝えし、実践していただきました。

おかげで、脚を外に広げて立ったり、股関節周りの筋肉にアンバランスな負荷がかかったりしないようになり、**股関節前面の突っ張り感も解消**されたのです。

現在では、杖がなくても歩けるようになり、スキップや小走りもできるようになっています。趣味のゴルフのラウンドも再開し、充実した人生を楽しまれています。

第5章

股関節の痛みを克服するための日常生活の知恵

階段を降りるときは「タカラジェンヌ」に

第1章でご紹介した「**フラミンゴ歩行法（46ページ）**」は、変形性股関節症のかたにとって理想の歩きかたです。ただ、階段などの段差がある場所では、ちょっとしたアレンジを加えるといいでしょう。

まず、階段を昇るときには、1つ上の段に踏み出し、その脚に体重移動をする瞬間に、一瞬でもいいので脚を伸ばすように意識しましょう。

つまり、**上の段に昇った瞬間に、ひざを伸ばし、骨盤を立てて股関節の前面（おなか側）を伸ばし、フラミンゴの片脚立ち**をするように心掛けるのです。

すでにお話ししましたが、股関節痛のあるかたが歩くときには、ひざが曲がる傾向があります。それは、おしりエクボを作る筋肉がなく、股関節を伸ばす筋力も低下していると、股関節前面が固くなってしまい、ひざも曲がってしまうからです。

そして、階段を昇るときには、その傾向がいっそう強まります。ひざを曲げたまま昇り続けることは、ただでさえ緊張してコリ固まりやすい股関節前面の筋肉が、より硬直しやすくなるということです。

ですから、そうならないための工夫をするということです。

一方、**階段を降りるときには、１つ下の段に踏み出そうとする際、上にある脚でできるだけ踏ん張る**ようにしてください。進む脚は前に出すだけ、上半身が前傾姿勢にならないようにも注意しましょう。

目標とするイメージは、宝塚歌劇団のタカラジェンヌが階段を降りるシーンです。

階段を降りる際、股関節痛のあるかたによく見られるのは、痛みをカバーするために下の段にドンドンと落ちるように進むパターンです。

こうした階段の降りかたは、その場ではいいのですが、長い目で見ると反対の脚の股関節やひざを傷める要因になります。降りかたによっては、前方寄りの重心の掛けかたが癖になることも考えられます。

しかし、私がおすすめする方法は、上の段にある脚で自分の体重・軸をコントロールする練習になり、〝軽い片脚スクワット〟を数回繰り返すのと同じ効果があるので、筋肉のためにもなる階段の降りかたになっているのです。

ただし、**股関節痛Bタイプ**に当てはまるかたは、特に痛いときには無理をせず、手すりなどを使って昇り降りするようにしてください。そして、調子がいいときに、今お話ししたような階段の昇りかたや降りかたを試していくといいでしょう。

股関節を長もちさせる立ちかたとは?

手に「利き手」があるように、脚にも「利き脚」があります。

もし、あなたがボールを蹴るとしたら、左右どちらの脚で蹴りますか？　実は、ボールを蹴るほうの脚が**「利き脚」**に当たり、反対の脚は**「軸脚」**に相当します。


普通に立っているときは、両脚で均等に体重を支える姿勢が理想です。

しかし、ボールを蹴るときのように、軸脚だけに体重をかけ、利き脚は斜め前に投げ出して体重をかけない人がいます。これは、あまりいいことではありません。

両脚への荷重を基本にし、できるだけおしりエクボを意識しながら、体重の7割を足裏全体からかかとに乗せる感覚で立つ――。これが、股関節を長もちさせる秘訣なのです。


ちなみに、**上半身の姿勢は、胸をしっかりと張る必要はありません。**

「しっかり胸を張らなくては」と考えると、腰を反らしすぎる人が少なくなく、それが腰痛を招く原因にもなっています。

そのため、全身の姿勢については、**〝足裏全体の真上にひざが乗る〟〝ひざの真上に股関節が乗る〟〝股関節の真上に腰が乗る〟〝腰の真上に上半身が乗り、さらにその上に頭が乗る〟**と考えるのがいいと思います。

座りながら骨盤を動かすと◎

座るときの最大のポイントは、股関節に余計な負担をかけないことです。この点は、**股関節痛のAタイプとBタイプの両方に共通**しています。

ただ、タイプごとに注意したいこと、できることなどが異なりますので、座るときのコツを順番にご説明しましょう。

まずは、**Aタイプのかたが座るときのポイント**ですが、例えばソファにドーンと深く座ってしまうと、股関節の後ろ側にあるおしりの筋肉で、上半身の重みのほとんどを支えることになってしまいます。すると、そのおしりの筋肉が固くなり、血流も悪化しやすいので、そうした座りかたは避けておくのが賢明です。

また、一般的なイスについても、背もたれに背中がつくほど深くしっかり座ってしまうと、その座り姿勢で体が固定されるような状態になり、股関節の健康を考えるうえでは理想的とは言えません。

そこで私は、イスには**浅めに座る**のがいいと思います。

そしてこのとき、**坐骨（22ページの図参照）の位置で上半身をなるべく支える**ような意識を持つと、イスの座面とおしりの筋肉の接する面積が小さくなります。

すると、おしりの筋肉はさほど圧迫されず、固くなることを防げるのです。

また、こうして浅めに座っていれば、たとえ仕事中などで座り続けないといけない状況でも、骨盤だけを動かすことができます。

「骨盤だけを動かす」ということは、さながら**「骨盤動かし体操（32ページ）」の簡易版**を行っているようなものですから、患者さんにもよくおすすめしています。座りながらでも30分に1回程度、上半身を真っ直ぐにしてから、骨盤を前後に10～20回ゆっくり動かすだけでも、股関節周りにかかる負担を軽減できるのです。

股関節痛Bタイプの場合は、イスの座面の高さに気をつけましょう。

Bタイプのかたでは、股関節周りがすでにコリ固まっていて、脚を胴体のほうに近づける動き＝「屈曲」の動きがしにくくなっているケースが少なくありません。そうした状態で座面が低いイスに座ると、股関節がグッと屈曲してしまうことで、「もう動けない」と感じるほどに股関節が固まってしまうことがあります。柔らかいソファに、沈み込むように座るときも同様です。

そうならないために、できるだけ**高めの座面になっているイスに座る**ようにし、さらに座っている間は、**脚を前に投げ出したり、ひざ下をイスの下にしまったりす**

るなど、股関節の屈曲がきつくならないようにするのがいいでしょう。

イスから立ち上がるときは、Aタイプ・Bタイプともに、太もも前面の筋肉とおしりの下部の筋肉、そして膝の曲げ伸ばしを最大限に使いながら、ゆっくりと腰を上げるようにしましょう。

イスからの立ち上がりは、前傾姿勢が唯一許される動きです。まずは上半身を前方へ軽く傾け、足裏全体に体重を乗せながら、太もも前面とおしり下部に力を入れて立ち上がりましょう。

こうした立ち上がりかたをすると、股関節に過剰な負担がかからないうえ、太ももやおしりの筋肉の〝プチ筋トレ〟ができます。

反対に、勢いだけで立ち上がろうとすると、本来使うべき筋肉に力が入らず、股関節の前面（おなか側）の筋肉を強く圧迫・収縮させ、腰を反らすようにして立ち上がることになります。股関節にも腰にもよくありません。「**楽に立ち上がれてい**

い」と思えますが、股関節の状態を整えていく段階においては、そんなことはないのです。

床に座るときも、股関節周辺の硬直を避けるように考慮すべきです。ですから、「体育座り」や「横座り」はNGで、できることなら**「正座」**か**「長《ちょう》座位《ざい》」**にしておきましょう。

長座位とは、**両脚を前方に伸ばした座りかた**です。さらに、両手を後方の床に着いた状態でリラックスすれば、股関節にとっては◎の座りかたになります。**あぐら**は、Aタイプのかた、Bタイプでも痛みのないかたならOKです。股関節周りがコリ固まっていて痛みを感じるかたは、やめておくほうが無難でしょう。

寝かた次第で痛みを感じずに眠れる

変形性股関節症の症状が進んでくると、股関節周りの筋肉が緊張・収縮・硬直したままになりやすいため、**脚を伸ばして寝られなくなる**場合があります。無理やり仰向けになると、反り腰になり、後頭部・背中・尾骨の3点で全身を支えている状態になってしまうのです。

そのせいで、**「なかなか寝つけない」**という人がいるのもうなずけます。

安眠できないのは、たいへんつらいことです。そこで、楽になるからという理由で、**ひざ下に枕や座布団**などを入れ始めるかたがいらっしゃいます。

しかし、**股関節痛Aタイプのかたは、行わないようにしてください。**

Aタイプの段階でしてしまうと、股関節周辺、特に股関節の前側がほんとうに伸びなくなってしまいます。体が屈曲のパターンを覚えてしまい、抜けられなくなってしまうのです。

Bタイプで関節が硬く、痛みがひどいかたは、ほんとうにつらい日だけはやっていただいてもかまいません。

変形性股関節症のかたに適した、**横向き寝**の方法もあります。

横向きに寝るとき、**痛いほうを下にする**と、体の側面で固くなっている中殿筋で体重を支えることになります。すると、筋肉の状態が悪いので、血流がどんどん悪くなり、痛みが増幅するように感じられるはずです。

そこで逆に、**痛いほうを上にする**横向き寝をしても、それはそれで痛みの原因になってしまいます。痛いほうの脚が下がることで、固くなっている中殿筋に脚の重さが集中し、強制的に引っ張られる形になってしまうのです。

そのため、横になった当初のうちはなにも感じなくても、だんだんきつくなり、痛みを感じ始めます。

では、どうすればいいのか――。

私のおすすめは、横向き寝になった体の横に、**枕や座布団などを積み重ねる方法**です。

ポイントは、上にある痛いほうの脚を体の前面へ出し、股関節とひざの高さが同じになるように枕・座布団を積み重ねることです。こうすれば、痛いほうの体の側面で固くなっている筋肉への負担が大幅に減り、とても楽に眠れるはずです。

また、第1章にある「筋肉ほぐし」を、就寝前に行うこともおすすめできます。

ご自分に合った方法を見つけて、睡眠の質を落とさないように気をつけていきましょう。

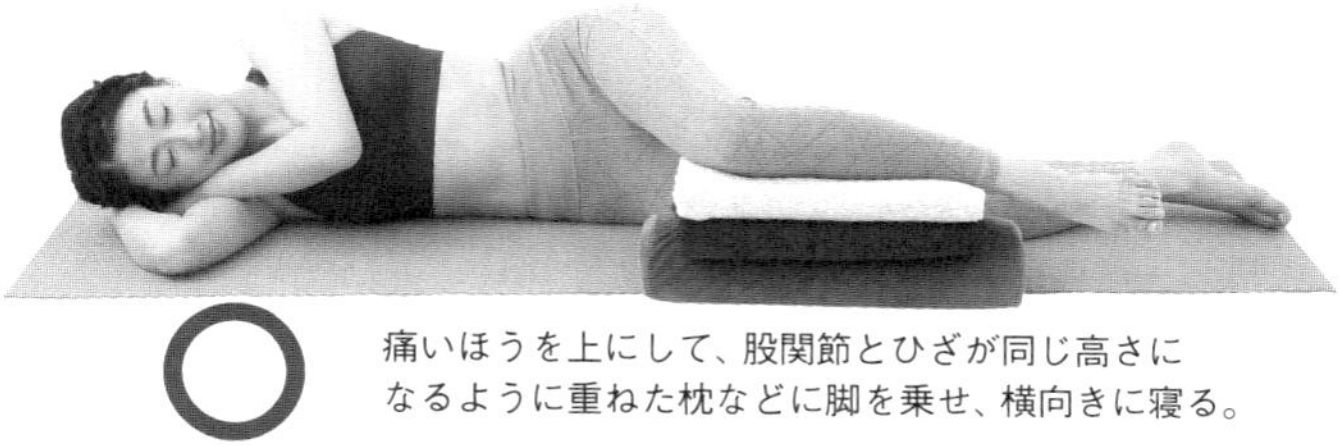

痛いほうを上にして、股関節とひざが同じ高さになるように重ねた枕などに脚を乗せ、横向きに寝る。

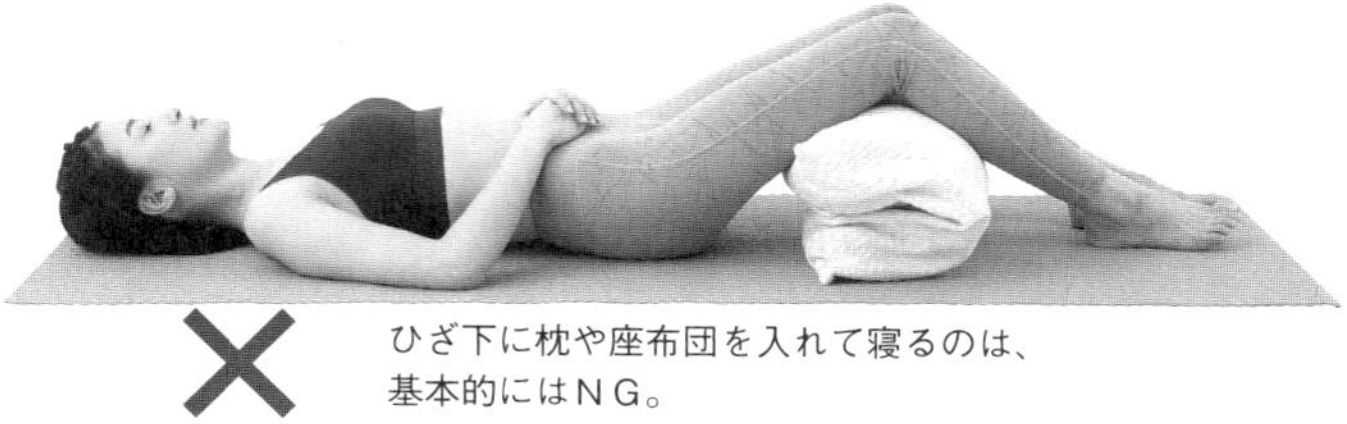

ひざ下に枕や座布団を入れて寝るのは、基本的にはＮＧ。

股関節を元気にする運動、ダメにする運動

日常的に行う運動・スポーツと股関節の相性をいうと、真っ先におすすめしたいのは**歩くこと**。ウォーキングは、**股関節痛Aタイプ・Bタイプの両方**のかたたちに実践していただきたいと思います。そのときは、第1章の「**フラミンゴ歩行法（46ページ）**」をぜひ意識してください。

また、**Aタイプ**の人ならば、**ヨガ**や**ピラティス**、**太極拳**などで、固くなった股関節周りを柔らかくし、可動域を広げるのもいいでしょう。

ただし、ここまでのお話で触れてきたとおり、股関節の「**内旋**」「**屈曲**」**の動きは避ける**ようにしてください。脚を外側に開いたり持ち上げたりする「**外転**」の動

きも、体の側面の中殿筋を収縮・緊張させる動きなので控えましょう。

Bタイプのかたで、まだ普通に歩き続けるのがつらいという場合は、**2本杖**や**ノルディックポール**を活用し、負荷を軽くしてなるべく歩くようにしてください。

対して、股関節を長もちさせるなら、**軸脚を作るスポーツ**や、**跳んだり跳ねたりする運動**は、できるだけやらないようにしてください。

具体的にいうと、前者はテニス・バドミントン・卓球・剣道など、後者はバレーボール・バスケットボール・バレエ・ダンスなどです。

股関節の健康を守る下着・服装選びのポイント

すべての関節痛と同様、股関節痛でも**冷えは厳禁**です。冷えれば筋肉は固くなり、血流も悪くなり、痛みが大きくなる原因になります。下着や服装を選ぶうえでは、保温を優先するようにしてください。

とはいえ、かなり**厚手のタイツ**は、股関節の可動域の妨げになる可能性がありま す。**タイトなスタイルのジーンズやズボン**も同様です。おしゃれのためとしても、ほどほどにしておくのがいいでしょう。

近年では、**筋肉をサポートする機能のついた下着やアンダーウエア（肌着）**が販売されています。

股関節痛Bタイプのかたで、筋肉の量がほんとうに少なかったり、質が低くなったりしているなら、着用するのも1つの手です。なにかのサポートがないと歩くこともままならないなら、こうしたものをうまく利用して歩くようにしましょう。

ただ、**Aタイプ**の人ならば、筋肉サポートの高機能になるべく甘えないようにしてください。こうした下着類を着用すると、体が圧迫されることによって血流障害を招き、本来の筋肉の働きを鈍らせる恐れがあります。

つまり、自分の体の状態をしっかり見極めづらくなることもあるわけで、「自分の筋肉を気づかっていこう」「おしりを使おう」という、股関節トラブルを治していく途中段階では、できるだけ使わないほうがいいと思います。

股関節用サポーターや**骨盤ベルト**の類も、日常的には使わないほうがいいでしょう。楽だからと頼り切ってしまうと、本来は自分の筋肉で支えられるようにならないといけないのに、筋肉に〝休み癖〟がついてしまいます。

そして、股関節を動かさなくても歩けてしまうような、極めて不自然な動きかたを体が覚えてしまいます。

ずっと立っていなければならないなど、股関節にとって明らかにつらい状況が待ち構えている〝特別なとき〟にだけ使うのが基本です。

靴・中敷に必要なのは「ホールド感」

女性の患者さんからは、ハイヒールなどの靴についての質問をよく受けます。

ハイヒールで歩くと、どうしてもひざが曲がり、股関節も曲がってしまう人が多いというのが実情です。「今まで、ハイヒールを履いて下半身がおかしくなったことなんて一度もない」というほど、うまく履きこなしている人なら問題ありませんが、そうでないかたはあまり履かないほうがいいでしょう。

クッション性の高い靴や、底の素材の柔らかい靴は、痛みがひどいときには多少役立つかもしれませんが、その場しのぎの痛みの対処法に過ぎません。しかも、購入時のいい状態は、そんなに長続きせず、数カ月もすればクッション性は失われていきます。

ですからやはり、靴の機能よりも、**歩きかたの質**のほうに目を向けるほうがいいと思います。

では、どのような靴がいいのかというと、**「かかとのホールド感（安定感）」がしっかりあるもの**です。

変形性股関節症のかたは前傾姿勢になりやすく、足の前のほうでばかり体重を支える傾向があります。そのうえに、かかとがホールドされていない靴で歩くと、たいせつな**かかと着地や体重移動**が難しくなってしまうのです。

これでは、せっかく歩いても、股関節痛の改善・解消効果は半減してしまいます。

そのため、股関節の痛みがあるかたは、一般的な**サンダル・ビーチサンダル・ミュール**は長く履くものではないと思います。

とにかく、かかとのホールド感に注目しながら、靴選びをするのがおすすめです。

靴の中に入れる**インソール・中敷**も、すぐにへたらない硬めの素材でできていて、かかとが少しくぼんでいて安定感を得られるものを使うようにします。

「かかとから着ける」「足裏に体重をしっかり乗せる（片脚立ちができる）」という、正しい重心感覚がつかめてから利用するようにしてください。

それらができていないうちからインソールを使うと、筋肉サポート機能のある下着類を着用するのと同様に、歩きかたのコツを修得するうえでの障害になってしまうことがあるからです。

第6章

変形性股関節症を治すと全身が健康になる！

姿勢が矯正され、腰痛が解消する！

変形性股関節症が治り、股関節・周囲の筋肉などが正常に機能し始めると、その好影響は全身に波及します。全身の関節や筋肉は連動していますから、股関節の状態がよくなれば、連携度の高いところの状態もよくなっていくのです。

ましてや、**股関節は体の中心にあり、全身で最も大きな関節**です。中心部のコンディションを整えた結果、関連する部位の具合も上向くことは、いたって自然なことなのです。

股関節と最も密接に連携しているところは、真上に位置する「**腰**」です。5個の小さな骨（腰椎《ようつい》）で構成されている腰の関節は、股関節のある骨盤と直接つながっています。さらに、そうした骨や骨盤に沿うように、体の奥のほうで「**腸腰筋**」という筋肉によってもつながっているのです。

この腸腰筋は、本書の中ですでに何度か登場していましたね。

内容を簡単におさらいすると、まずは股関節の前側（おなか側）で圧迫・収縮されやすく、そのために硬直しやすいということ。また、太もも前面中央にある大腿直筋の最上部の奥にあるため、セルフケアの「**大腿直筋ほぐし（29ページ）**」をすれば、腸腰筋もほぐせるということでした。

腸腰筋にメリットをもたらすのは、大腿直筋ほぐしだけではありません。「**おしり上げ体操（40ページ）**」をしても、「**フラミンゴ歩行法（46ページ）**」の要領で歩いても、腸腰筋を伸ばして活性化できるのです。

腸腰筋が緊張してコリ固まったままだと、前傾姿勢になりがちです。さらに、前傾がひどくなると、上半身を前に倒れ込ませないように、腰を反らせるようになります。このような体勢が、腰にいいはずがありません。放っておけば、腰にトラブルが起きるのは当然ですし、すでに腰痛があれば症状悪化を招きます。

では、股関節の状態が正常化するとどうなるでしょう。

それはつまり、腸腰筋の状態も改善されていることですし、おしりエクボを作るおしりの筋肉と共同して、体の前側と後ろ側のバランスが整うということです。これにより、体の前側の筋肉が柔軟に伸び縮みできるようになり、後ろ側の筋肉がしっかり働いてくれるようになります。

そのため、前傾していた骨盤を立てられるようになり、前述したような腰に悪い姿勢を自然と矯正できます。余計な力を入れなくても済むようになります。

さらに、こうした姿勢を取ることで、体重の負荷や地面からの衝撃が、腰など1つの関節に過剰にかからなくなり、うまく吸収・分散できるようにもなります。

このように、**いくつものプラス作用が生まれて、腰痛が解消**されていくのです。

ひざ痛・外反母趾・足裏のタコもよくなる

腰痛改善と同じようなメカニズムで、**ひざの痛み**もよくなっていきます。

ひざの関節の場合、股関節とつながっているのは**大腿直筋**です。大腿直筋の状態がよくなることで、ひざの曲がりが矯正され、かかってくるプレッシャーも従来より軽減するため、ひざ痛も改善に向かうのです。

また、意外に思われるかもしれませんが、**外反母趾**もよくなっていきます。

なぜなら、ひざの曲がりに加え、前項でご説明したように腰の曲がりも矯正されるので、前傾姿勢にならなくなるからです。

股関節トラブルのせいで前傾姿勢のまま歩いていると、足の先のほうに、特に大きな負荷がかかります。しかも、股関節痛がある人には、脚を内側に向ける内旋傾向があるので、**足の親指側にかなりの重圧がのしかかり、外反母趾につながっている**と考えられます。

しかし、股関節がよくなれば、前傾姿勢が解消され、足の親指側は過剰な負担から解放されるので、外反母趾の改善を期待できるのです。

親指や中指の付け根付近にできるタコも、現在の状態よりも悪くならず、むしろきれいになっていくでしょう。

フラミンゴ歩行法を行えば、重心は前寄りに偏りません。股関節痛だけでなく、実はひざ痛や外反母趾、足裏のタコの予防・改善・再発防止にも効果的ということです。

血液やリンパの流れがよくなり、冷え・むくみが解消

股関節の前側（おなか側）には、**大きな血管**や**リンパ管**が走っています。血液やリンパ液は、それらの中を通ることで、上半身と下半身を行き来するように流れています。ですから、その流れは、股関節周りの状態から大きな影響を受けることになります。

ただでさえ、それほど大きいとは言えない股関節周りのスペースには、今お話しした大きな血管やリンパ管だけでなく、当然ながら**骨や神経**があり、そして筋肉もあります。股関節の前側は、このような〝密集ポイント〟なのに、何度もお話ししてきたように筋肉が圧迫・緊張・硬化してしまうと、血液やリンパの流れが停滞す

るのは当然です。

下半身への血流が悪くなれば冷えを招き、上半身へのリンパの流れが停滞すれば脚が**むくみ**やすくなるのです。


その一方、股関節トラブルを解消したことで、股関節前側の筋肉がほぐれ、関節の動きがよくなり、上半身が前に倒れないようにもなっていれば、血液やリンパの流れが改善するのも当然のこと。

そして、血流がよくなることで**冷えが解消**し、リンパの流れがよくなることで**むくみが治まってくる**わけです。


もちろん、第1章の各種セルフケアを行うことは、血液やリンパの流れをアップするうえでたいへん有効です。

固まっていた筋肉は柔軟に、衰えていた筋肉は活性化することで、血液やリンパ液の流れを促す「**筋肉のポンプ作用**」がしっかり働くようになるからです。

ある女性患者さんの例を挙げましょう。

彼女は、医師からの安静指示を守っていた前年の冬は、ひどい冷えに悩まされていました。

しかし、股関節痛を治すためのセルフケアを今年から始めると、すっかり冷えが解消されたのです。股関節痛が改善したうえ、冷えがなくなるという〝予想外の副産物〟に、ご本人はとても喜んでいらっしゃいます。

さらに、股関節の状態をよくすると、血流の悪化で起こっていた**しびれも改善**されます。

股関節トラブルで下半身の血流が悪化していると、本来は下半身の筋肉に必要な酸素や栄養がじゅうぶんに供給されません。これは、下半身の筋肉にとって〝**ガス欠状態**〟で、ときには**発痛物質（炎症物質）が放出**されます。

しかも、血流が悪くなっているのですから、その発痛物質はうまく回収されず、滞留することになって、**しびれ**や**痛み**を感じることになります。

ひるがえって、血流がよくなれば、しびれの原因になる物質は回収されるので、血流性のしびれが消えていくというわけです。

婦人科系トラブル・便秘・尿漏れの改善にも効果大

股関節の状態がよくなり、骨盤の前傾姿勢が正されると、**骨盤の周囲にある臓器が〝本来あるべき位置〟に収まる**ようになります。

そして、前項でお話しした股関節・骨盤周りの血流アップも手伝って、本来あるべき位置に戻った臓器は、これまでよりもきちんと働くようになってくれます。

そのため、股関節痛を治そうとしている女性患者さんたちからは、**「生理痛も軽くなった」「生理不順が治った」**という声がよく聞こえてきます。

便秘の解消も、非常によく報告されます。

便通を邪魔しないように大腸が位置し、それを取り囲む腸腰筋などの筋肉がしっかり動くようになるうえ、血流改善も相まって**蠕動運動《ぜんどう》が促進される**のだと考えられます。

また、その腸腰筋とつながっていて、骨盤の下のほうにある**骨盤底筋**という筋肉群にもプラスの作用が及びます。それは、セルフケアをするときに、おしりの穴をきゅっと締めるという意識できちんと行っている場合はなおさらです。

おかげで、**尿漏れの予防や改善**にもいい傾向が現れてくるのです。

ダイエットやウエスト引き締めの効果も！

ここまでは健康面についての話をしてきましたが、美容的な面でも有益なことがあります。とりわけ、皆さんの多くに関心がありそうなのは、ダイエットやシェイプアップの効果です。

この効果をもたらす〝主役〟は、やはり**腸腰筋**です。

腸腰筋の**腸骨筋・大腰筋・小腰筋**は、厳密なことを言うと、それぞれの上端と下端の付着部は異なっています。

しかしシンプルに言うと、いわゆる腹筋の奥から始まって両サイドに伸び、左右の大腿骨にくっついています。おなかから腰にかけての内側深くにある、インナーマッスルです。

股関節の状態が正常化すると、おなかから腰にかけての範囲の深層にある腸腰筋も柔軟になって正常に働くようになります。筋肉がきちんと動くと、**血液・リンパの流れも向上**します。加えて、本来あるべき位置に臓器が収まり、**代謝のメカニズムがスムーズに機能するようになります**。

これはまさに、体の内側からやせていく環境そのものです。

そのうえ、股関節の痛みが消えて、可動域が広がるため、従来よりも必然的に運動量が増えていきます。そのため、かなりのダイエット効果が期待できます。

スッキリする変化が特にみられるのは、やはり**おなか周りから太もも上部**にかけての範囲です。セルフケアを続けているかたたちから、**「ウエストが細くなった」「ズボンが緩くなった」**という感想がよく聞かれます。

ちなみに、おなかや腰周りの無駄な脂肪が取れてくる一方で、おしりはきゅっと引き締まります。まさに「おしりエクボ」が備わった、理想的なヒップラインになるのです。

ポジティブで前向きな精神状態になる

つらい痛みは、ほんとうに心をむしばみます。医師から**変形性股関節症**と診断され、さらに**「手術しか治す方法はない」**とまで言われたら、それこそ絶望の淵に立たされた気分になるでしょう。

しかし、本書を読んでくださっているあなたなら、**「必ずしも手術を受けなくても治せるんだ」**と頭を切り替えられるはずです。その頭の切り替えを第一歩として、今後は実際に痛みの改善・解消へ向かっていきましょう。

手術を受けなくても治せるとわかれば、少しずつでも痛みを受け止め、立ち向かっていけるようになると思います。そして次第に「この痛みに負けない！」「治るんだから頑張ってみよう！」と、挑戦する気持ちもわき上がってくるでしょう。

もちろん、一瞬で痛みが消えることはありません。

ただ、ほんとうに痛みが軽減されていると気づくと、精神状態は前向きになります。そして、取り組んでいるセルフケアに対して、さらには自分自身に対しても自信がつき、よりいっそうポジティブな精神状態になれるのです。**「以前のように好**

きなところへ自由に行ける」「他人に頼らなくて済む」と考えることもできるようになるかもしれません。

その精神状態は、**股関節痛とほんとうに決別するための原動力**です。

前向きでポジティブだからこそ、セルフケアを継続でき、普段の活動量も増えていき、ほんとうに痛みを消すことが可能になります。

先ほどの話で、すでに気づいているかたもいらっしゃるのではないでしょうか。

つい最近まで、変形性股関節症の痛みのせいで下を向いていたとしても、あなたはすでに第一歩を踏み出しています。

ここから実際に、ご自分が痛みを軽減して、気分を前向きで明るく変えていきましょう。そして最終的には、**痛みのない毎日を、最高の気分で過ごせるようになっていくのです。**

第7章

セルフケアの疑問を すべて解消！ 股関節痛対策Q＆A

Q タイプごとに行う「筋肉ほぐし」「ストレッチ」「体操」など、すべてをやらないといけませんか?

A 最初は1~2種類からでもいいので、とにかく始めてみましょう

本書をここまで読んでいただいたなら、すべてのセルフケアにとても重要な意味があることはご理解いただけたと思います。それぞれの手法とも、皆さんの股関節痛をできるだけ効率的に解消・改善できるよう、トラブルの原因にさまざまな角度からアプローチできるようにしています。

ですから本来は、A・Bそれぞれの股関節痛タイプごとに用意した「**筋肉ほぐし3種類**」「**ストレッチ1種類**」「**おしりエクボ体操3種類**」を、ひととおり実践していただきたいところです。

しかし、生活スタイルなどによって、「すべてを一度に行うのは難しい」というかたもいらっしゃるでしょう。その場合は、**1~2種類からでもいい**ので、とにかく始めるようにしてください。なにもしないでいるよりも、まずはスタートすることが重要です。

ちなみに、各種セルフケアのほとんどは、「さぁ、やるぞ」と〝**実践の環境**〟**を整えなくてもできる**ものが大半です。

例えば、筋肉ほぐしやストレッチはすべて、テレビを観ながらでも行えます。**Aタイプのおしりエクボ体操**の「**つま先立ち体操（34ページ）**」も、やりかたのコツさえつかめば片手を外し、**歯磨きをしながら**でも行えます。**電車や人を待っている時間**にすることもできるでしょう。

その他の体操も、仕事や家事の合間のちょっとした時間ですぐにできます。あまり堅苦しく考えず、股関節痛に対処する第一歩を踏み出していきましょう。

Q セルフケアの効果が現れるまでには、どれぐらいの時間がかかりますか？

A 最初の目安は2〜3週間。ただ、「筋肉ほぐし」では、その場で痛みの解消効果が現れることも多数あります

当たりまえのことですが、股関節の状態は人によって違います。痛み・違和感の変化を感じ取る度合いも、ほんとうに人それぞれです。

ですから、一概に言うのは少し難しいところがありますが、患者さんの様子をみていると、おおよそ**2〜3週間ではっきりとした変化を自覚されています**。遅い人でも、セルフケアを3カ月ほど続けていれば、なにかしらの効果を感じ取っていらっしゃいます。

ただし、特に軽度のかたでは、**「筋肉ほぐし（26ページ）」**で即効性が現れることが多数あります。コリ固まった筋肉という、痛みの〝大もと〟を適切にほぐすことにより、その場でかなり痛みが治まることは珍しくありません。

だからこそ、74ページでもお話ししたように、痛みが強いときには、まず最初に筋肉ほぐしから始めるようにおすすめしているわけです。

Q 痛みが治まったら、ストレッチや体操をやめてもいいですか？

A 体を動かす習慣は継続して、「全身を動かす有酸素運動」や「楽しみの多い運動」を始めるのがおすすめです

ご自分で「かなり楽になった」と感じられたら、**実践する種類を少しずつ減らしていってもかまいません**。とはいえ、痛みがかなり楽になったということは、関節や筋肉の状態が従来よりもよくなったということです。ここで、まったく体を動かさなくなってしまうのは、非常にもったいないことだと思います。

ですから以降は、**別の種類の運動**を取り入れてみてはいかがでしょう。

「別の種類」という言葉の意味は、動かす範囲を「股関節周り中心」から「全身」に広げ、**有酸素運動**を始めるということです。これは、今まで続けてきたセルフケアから、もう1つレベルの高い運動をすることになります。

具体的には、**「フラミンゴ歩行法（46ページ）」**で身につけた歩きかたを生かし、全身を使う有酸素運動の代表格＝**ウォーキング**を始めてみてはいかがでしょう。

その際は、初めから無理はせず、「10～15分歩いたら少し休む」を繰り返していくのがいいでしょう。また、「今日は多めに歩き、明日は休む」という形より、無理のない時間や歩数で毎日ウォーキングを続けるほうが、はるかに健康効果が高いことを忘れずにいましょう。

また、少し違った視点から、**「楽しみの多い運動」**を始めるのもおすすめです。

例えば、股関節痛のために中断していた趣味の、**社交ダンス**や**登山**などを少しずつ再開する。家の近所にしか出かけなかったところ、**旅行**に出るようにしてみる。〝未知の世界〟の**ピラティス**や**ヨガ**に挑戦してみるなどといった具合です。

健康を維持したり向上させたりするうえでは、脳と体を飽きさせないことがポイントになります。その点、前述したように、従来とは違うレベルの運動、違う種類の運動を始めると、その〝目新しさ〟に脳と体は非常に喜ぶことになります。

そして結果的に、股関節にかかわる筋肉などの組織の質のアップにもつながっていくのです。

Q 水中ウォーキングや水泳が股関節痛対策にいいと聞きました。なにか注意点はありますか？

A 水温による冷え具合を必ずチェックしてから、行うようにしましょう

確かに、**水中ウォーキング**や**水泳**がすすめられていることはあります。その主な理由は、浮力が働いて関節への負荷が減り、水による抵抗力もあって筋肉も鍛えられるというものです。

ただし、懸念材料もあります。最も心配されるのは、**水の温度**です。たとえ温水プールでも、人間の体温よりは絶対に低い温度であるため、股関節痛のあるかたにとって〝天敵〟の**冷え**が起こる可能性があります。

私の患者さんにも、「試しにやってみたら冷えてしまい、痛みが増した」という

かたが実際に何人もいらっしゃいます。ですから、水中ウォーキングや水泳を試してみるなら、まずは**プールの水温をチェック**し、その温度のプールに入ったときに**体が冷えていないか**必ず確認するようにしましょう。

その結果、体が冷えていない場合は、継続しても問題ありません。水泳の場合、**〝股関節痛があるなら平泳ぎはＮＧ〟**という意見もあるようですが、本書にあるセルフケアで痛みが治まってきて、水泳ができるほど体が動けるようになっているなら、平泳ぎがダメということは特にありません。

もちろん、すべての運動に共通することですが、水中ウォーキングでも水泳でも、無理のない範囲で行うようにしてください。

水中ウォーキングや水泳のほかで、「股関節痛対策としてのアドバイスを」と最近よく聞かれるエクササイズは、**両脚を大きく開脚**して床に上半身を付けようとするストレッチです。

あれほどの動きは、股関節周りの筋肉がゴムのように伸び縮みできる状態でやるならば問題ありませんが、変形性股関節症のかたが行うのはやめておくほうが無難です。変形性股関節症の診断を受けていなくても、股関節に違和感や痛みがある状態で、グイグイと股関節周りを刺激すると、すでに緊張・収縮・硬化している筋肉を損傷しかねません。

ですから、そうした状態に適していて、同じように両脚を広げるものとして、私は**「しゃがみ立ち体操（36、44ページ参照）」**をおすすめします。

Q やせないと、股関節痛はよくならないのですか？

A ダイエットよりも、関節の位置・筋肉の状態に目を向けるべきです

肥満は、確かに股関節にとってよくありません。

ただし、肥満と股関節痛の関係がよく言われるようになったのは、海外からの影響です。海外の専門家が体重との因果関係を指摘するのは、欧米などで極端な肥満のかたがいらっしゃるからだと思います。日本人の常識の範囲内の体重程度なら、

肥満のカテゴリーに分類されるぐらいの体重があっても、それを支えられるだけの関節と筋肉を作ればいいと思います。

体重は、減らすに越したことはありません。しかし、あまりにそれに執着すると、ただでさえ痛くて動けないのに、「やせなければ」という強迫観念にかられ、非常に大きなストレスになります。

そもそも、**標準体重の人でも、やせている人でも、生活習慣や加齢などによって変形性股関節症になります。**ですからやはり、股関節痛があるかたは、ダイエットよりもまず、股関節と筋肉の状態の改善を優先すべきでしょう。

Q 股関節の手術を受けた後ですが、ストレッチや体操をしてもいい？

A 心配が大きければ担当医に相談後、術後の問題解消に役立ててください

人工股関節手術を受けている場合、股関節を動かしていい範囲は患者さんそれぞれで異なります。心配が大きい場合は、この機会に改めて、担当の医師にその**角度**や**脱臼しやすい姿勢**などを聞いてみるといいでしょう。

それでOKとなれば、ストレッチや体操をぜひ継続してください。118ページの症例のように、**人工股関節手術後の違和感が解消**したり、**杖なしで歩ける**ようになったりと、効果はじゅうぶんに期待できます。

骨切り手術や**股関節鏡視下手術**の場合は、どんどん実践していただいてけっこうです。**関節注射**を受けている場合も、まったく問題ありません。

Q

「筋肉ほぐし」をすると痛みが軽減されるなら、その他の体操をしなくても、痛いところをいつもほぐしていればいいのでは？

A

表面的な対策で怠けず、今のうちから根本的な解決を図りましょう

股関節痛Aタイプの場合は、確かに筋肉ほぐしだけで問題が解決されることもあります。しかし、Bタイプのように、〝痛みの歴史〟が長かったり、体の使いかたに問題があったりする場合、筋肉ほぐしはあくまでも痛みに対する**応急処置**的な策と考えるべきです。〝眠った状態〟の筋肉に軽い刺激を与え、それに反応して働き始めるだけのことで、筋肉の質と量はなにも変わっていません。

ですから、根本的に治ったことにはまったくなっていないのです。その場で一瞬楽になることに甘えていて、実のところは股関節を放置しているのと同じことになるでしょう。

そのため、痛みが引いてくることはありません。5年、10年とやり過ごせるわけがなく、悪化していく可能性もあります。表面的な対策で怠けず、今のうちから根本的な解決を図っていただきたいと思います。

Q 整形外科で「大腿骨頭壊死」と診断されました。セルフケアを行うなら、AタイプとBタイプのどちらがいいですか？

A Bタイプです。スムーズな回復に役立ちます

タイプ分類をまずお答えすると、Bタイプに相当します。

ごく簡単にご説明すると、関節内での炎症によって**急激な痛み**が起こり、**数日後にはすっと痛みが引く**のが、この疾患の特徴です。ステロイド薬やアルコールの影響でこうした症状が起きるとも言われますが、正確な原因はわかっていません。

「壊死」という言葉が使われていますが、大腿骨頭が腐ったわけではなく、一時的な**血流不足の状態**です。ですから、硬直した関節周囲の筋肉を緩めたり、体操をして大腿骨頭への血流改善を促したりしていくと、骨細胞が再び活性化して、よくなる可能性があります。

また、痛みで体が動かなくなりやすいので、炎症による痛みが引いても、動かなかったことによる筋肉の硬直による二次的な痛みが現れます。ここで、二次的な痛みがあっても、適切な関節の動かしかた・体重の乗せかたを継続していると、その

後の回復がスムーズになります。
つまり、急激な痛みが引いたら、**股関節痛Bタイプのセルフケア**をすることが有効になるのです。その最たる例が、110ページにある症例です。参考になさってください。

Q

若い子と話したら、おしりエクボの位置が違います。おしりエクボって、何種類もあるんですか？

A

美容的な意味では別の部位を「おしりエクボ」と呼ぶかたもいるようですが、股関節痛解消のための「おしりエクボ」の位置は本書を参考にしてください

若い女性たちの間では、おしりのエクボというと、おしりと腰の間の高さで左右にできる小さなくぼみ2つを指すようで、〝**ヴィーナスエクボ**〟とも呼ばれているものがあるようです。

言うまでもありませんが、これは私の言う**おしりエクボとはまったくの別物**です。

皆さんは、〝股関節の健康のためになるほう〟の、おしりエクボを意識するようにしてください。

おわりに

変形性股関節症は、手術でしか治せない疾患などでは決してありません。〝**治療手段は手術しかない**〟**などと思い込むのは大きな誤りです。**股関節周りの筋肉を整え、姿勢や歩きかたを補正する保存療法によって、ほとんどの痛みはコントロールでき、長年のつらい悩みを解消・改善できるのです。

日本の医療界では、残念ながら手術がまだ先行していますが、**世界的にみた治療の第一選択肢は、手術に頼らない保存療法です。**

本書を読み終えた皆さんは、その保存療法をすぐに行うことができ、股関節の痛みをコントロールして、長年の悩みを解消・改善できる最善策がわかっています。

もう、痛みに苦しみ、立ち止まっている必要はありません。本書の内容を少しずつでも実践していきましょう。

それが、それぞれに最大限に充実した人生を送ることにつながっています。

長い人生を考えれば、特におしりエクボを作るなどして、股関節から下半身にかけての筋肉を意識することはきわめて重要です。

「しゃがんだ体勢から自力で立ち上がれる」「小走りができる」「階段も昇れる」。これらをこなせるだけの**〝貯筋〟**ができていれば、**サルコペニア**（加齢性の筋力・身体能力の低下）や**ロコモ**（ロコモティブ・シンドローム＝運動器症候群）を遠ざけ、寝たきりや要介護の心配もなくなります。

もちろん、本書にあるセルフケアや歩きかたを実践していただければ、そもそも転びにくくなりますし、万一転んだとしても、筋肉がクッションの役割を果たしてくれるようになります。ですから、「どんなアクシデントが起こっても安心」という自信がみなぎってくるはずです。

現時点で股関節痛がある人にとって、とにかく最優先で考えることは、当然ながら「**今ある痛みの解消**」だと思います。ただし、その痛みから解放された先には、「**いつまでも不自由なく動ける自分の姿**」があると考えてください。

股関節痛がないうえ、心身の調子が全般的にすぐれていて、好きなときに好きな場所へ自力で行ける――。そうした未来の自分のイメージを持ちながら、これからの日々をぜひ幸せに過ごしていただきたいと思います。

銀座プラス代表　佐藤正裕

[著者紹介]

佐藤正裕（さとう まさひろ）

ginzaplus代表。理学療法士。変形性関節症国際学会（OARSI）、国際筋痛症学会（IMS）、日本股関節学会所属。国立大学法人秋田大学医学部保健学科卒業。順天堂大学医学部付属順天堂医院リハビリテーション室、股関節専門整体院での臨床経験を通じて、年間約200～300症例に及ぶ股関節の痛みに携わる。除痛方法の基礎を学んだ後、2009年独立。かねてより日本では遅れていた海外の最先端の股関節保存療法をいち早く取り入れ独自の療法を確立。2010年より東京・銀座にて「股関節セラピー ginzaplus」をオープンし、現在では3000症例を超えるパイオニア。全国主要都市で講演会や実践セミナーを開催。大阪、札幌、福岡などでの出張施術の実績もある。健康雑誌への寄稿などメディアでも活躍中。

ginzaplus（銀座プラス）

〒104-0061 東京都中央区銀座4-8-14 陽光銀座ビル5F

お問い合わせ、施術のご予約、トライポッド（26ページ）のお求めなどは、インターネットで常時対応しております。
https://ginzaplus.com/jp/　予約状況など確認できます。
その他 ☎03-6228-6058（受付時間：9:00 ～ 18:00）
※施術中の場合や、出張施術・講演などで不在の場合は電話に出られない場合もございます。予めご了承ください。

講演会その他上記以外のお仕事のお問い合わせは
☎03-3490-4902 （株）ホリプロ までご連絡ください。

[STAFF]

デザイン	轡田昭彦＋坪井朋子
撮影	山上 忠
DTP	株式会社八重洲PRセンター
モデル	大橋規子（スペースクラフト）
ヘアメイク	平塚美由紀
イラスト	岡村透子
編集協力	松尾佳昌
企画協力	小林 等（株式会社ホリプロ）

変形性《へんけいせい》股《こ》関節症《かんせつしょう》は自分で治せる!

2018年3月13日　第1刷発行
2021年2月19日　第8刷発行

著者　佐藤正裕
発行人　中村公則
編集人　滝口勝弘
編集担当　泊久代
発行所　株式会社 学研プラス
〒141-8415　東京都品川区西五反田2-11-8
印刷所　中央精版印刷株式会社

この本に関する各種のお問い合わせ先

本の内容については、下記サイトのお問い合わせフォームよりお願いします。
https://gakken-plus.co.jp/contact/
在庫については　TEL03-6431-1250(販売部)
不良品(落丁、乱丁)については　TEL0570-000577
学研業務センター　〒354-0045 埼玉県入間郡三芳町上富279-1
上記以外のお問い合わせは　TEL0570-056-710(学研グループ総合案内)

学研の書籍・雑誌についての新刊情報・詳細情報は、下記をご覧ください。
学研出版サイト　https://hon.gakken.jp/